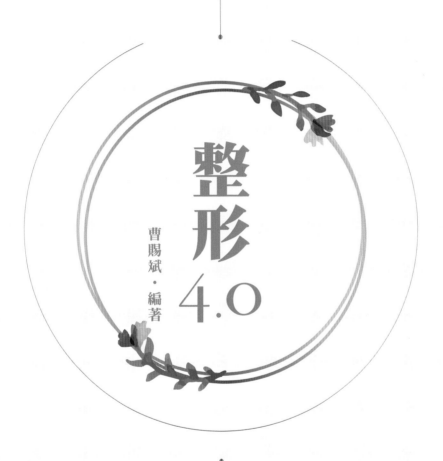

整形
4.0

曹賜斌・編著

石崇良 · 魏福全 · James F. Steed ·
楊國輝 · 李　東 · 呂旭彥 ·
黃榮鵬 · 廖上智 · 蔡秀芬 ·
何維新 · 賴聰宏 · 郭耀仁 ·
廖義銘 · 福田慶三 ·
方旭偉 · 馮偉晉

推薦序

石崇良

衛生福利部醫事司　司長

　　有鑑於國內醫美診所醫療死傷及醫療糾紛頻傳，衛福部為杜絕此亂象，目前推出「金標章」診所美容醫學品質認證措施，針對美容整形醫療照護與民眾權益進行評核，讓民眾選擇醫美診所時更有安全保障，也可進一步推動美容醫療觀光。此舉獲得上屆台灣美容外科醫學會曹賜斌理事長的大力支持。在他積極運作下，全國美容整形專業醫師團結一致，讓更多的美容整形正規軍院所能獲得政府認證，以提供民眾就醫時維護整形安全之選擇。

　　如今欣聞曹醫師將推出第四本新書《整形 4.0》，並盛邀我寫序文。細讀文章內容，與政府目前推動的政策不謀而合，各章節提供不同的整形故事與醫學新知，還兼具教化內容教育民眾如何到美醫正規軍處就醫，以及協助政府推動醫療觀光等。苦口婆心又兼具充實詼諧的內容，令人讀來獲益匪淺，值得大力推薦。

　　我與曹賜斌醫師相識多年，一直以來，看到他不只是一個診所的院長而已，而是心中充滿公益精神懸壺濟世的醫者，行醫之際致力於貢獻社會、投入公益活動，追隨他的恩師羅慧夫院長的奉行公義與用愛彌補精神，奉獻所學教育子弟兵，除了傳授精湛、獨創的手術技藝外，更關懷人群，扶助弱勢，不論前往監獄為受刑人義診除掉刺青，到各大專院校公益推動整形安全，或是研發獨步全球的去除白疤手術佳惠國內外患者，抹平他們外表及內心的傷痕，以及不藏私地把「白疤顏色再生術」發表於國際期刊論文供全球醫師學習，宏揚救世精神亦是整形又整心，足為杏林表率。

　　更難能可貴的是，曹賜斌醫師在醫學外交的成就。在他擔任台灣美容外科醫學會理事長短短兩年時間，打破政治藩籬，與大陸、日本、韓國、新加坡、泰國、香港、越南、蒙古國等八個國家，以台灣名義簽訂學術合作備忘錄（MOU），有效突破台灣外交困境，相當難能可貴；曹醫師此項創舉，應該也是醫界空前之舉。

　　還記得二〇一七年四月一日，曹賜斌醫師代表台灣美容外科醫學會與韓國美容外科醫學會簽訂互惠合作協議備忘錄，開創兩國美容整形國際合作及美容醫療外交新紀元，當時就連台灣駐韓領事館代表亦到場致詞見證其歷史性的一刻。四月十八日，曹醫師返台在高雄發表簽約成果記者會說明此行意義時，我與立委林岱樺等也到場期許學會跨大步展開國際交流，由於選擇韓國成為該學會與國際接軌的第一站，其意義非凡。

　　當時我期勉台灣美容外科醫學會成員們，台灣不能把醫療實力

綁在自己的島上，早年韓國美容整形醫療都還需要來台取經，但如今他們已發展成為世界美醫大國並形成「品牌」，曹賜斌醫師能率領學會成員赴韓國平起平坐與韓方簽 MOU 真是了不起的一步。我期許學會能往前跨更大步，加速國際接軌，展現台灣醫療軟實力。尤其醫療外交也是政府推動新南向政策非常重要的一環，目前也已獲東南亞國家熱烈迴響，衛福部願協助醫界打開門路，讓台灣醫療實力有出路，在互惠互利基礎下，促進人才培訓及東南亞國際患者的引入。

此外，為推動台灣美容醫療觀光，我於二〇一九年七月在衛福部主持的美容醫學品質認證委員會議中，經由大家同心協力，終為步履蹣跚的醫療觀光執行路打通任督二脈。曹賜斌醫師在此《整形4.0》新書中的「醫療觀光」章節，亦有多方著墨，為台灣在推動醫療觀光產業，有諸多建言與具體執行方案，值得做為政府推動政策時的參考與借鏡。

我國美容醫學不論在醫療技術或價格，於國際上都極具物美價廉優勢，針對通過美醫品質認證的診所，將配合醫療觀光發展，規劃納入「國際醫療觀光推廣建議名單」進行整體行銷。這與曹賜斌醫師新書中提及的推展台灣醫療觀光產業，相信會有加乘效果。政府與民間一起努力，如同曹醫師所言，以高雄的優勢條件，未來成為台灣「醫美之都」指日可待，可為振興台灣經濟注入一股新活水。

魏福全

總統科學獎　得主
中央研究院　院士
台灣顯微重建整形外科之父

　　曹賜斌醫師是我之前在林口長庚整形外科的同事，一九八六年受羅慧夫老師委以重任南下負責剛成立的高雄長庚整形外科的設立：完成使命後因生涯規劃的改變，於一九九六年離開高雄長庚而在高雄市自行開設曹賜斌整形外科診所，展開之後他成功又精彩的第二段專業生涯，多年來一直與台北的林靜芸醫師共享著整形外科界「北林南曹」的美譽！

　　曹醫師的整形外科訓練基礎非常紮實，不但對一般重建手術游刃有餘，更由於師從羅慧夫、陳昱瑞等大師，因此對唇顎裂及顱顏整形更有專精，這也奠定了他日後美容手術技術備受醫者及同儕分享知識與技術的心。我想這應該也是所有整形外科醫師及認識曹醫師的人所共同有的觀感。

整形
4.O

　　《整形 4.0》是曹醫師在繁忙的工作之餘的新編著、也是他出版的第四本通俗書；藉由一些整形故事、幾則整形世說新語、整形軼事、以及最近台灣美容整形醫學界的發展等四個單元，生動地描述了他個人從事整形美容外科生涯中在專業工作上、在心境體認上、以及在理想追求上的四個階段的心得，言之有物且文筆流暢，我建議後進整形外科醫師有機會不妨一讀，相信必將有所啟發；而對一般民眾而言，這也是一本提供正確整形美容觀念、易懂的好書。

狄建世
James F. Steed

American Medical Research Editor
Previous Professor, National Taiwan University and
National University of Kaohsiung

Many years ago I moved to Kaohsiung to take a university position and edit the English of medical research papers. I read one scientific article saying that Botox injections between the eyebrows can make you look happier. I did not like the departmental meetings at my university and my colleagues could see it on my face. So, I asked my friends, "Who's the best plastic surgeon in town?" Several people suggested Dr. Tsao. I went to his office, and there he was – a very warm, friendly and happy man. We had a lively discussion. He performed the procedures, and in three days, I was looking happy and satisfied. And it was impossible for me frown or make an unhappy face. Perfect! Soon my co-workers were telling me I looked like I was in a good mood and they were glad I was satisfied with my job. My interpersonal relationships improved and my mood improved, too. I was happy I made that decision. However, I was even happier to meet Dr. Tsao. Now I have known him for more than 20 years.

As a medical research editor, I was careful to find out his qualifications before visiting him. I learned about where he studied in Taiwan, in the United States and in Canada. I learned that his teachers and mentors were very famous surgeons in Taiwan, and I learned about his success at Chang Gung Memorial Hospital. I guessed he could speak English very well. I guessed correctly and I was surprised that he really knew how communicate with people from western cultures. I have received several procedures at his clinic over the years, including the Botox eyebrow procedure to make me look happy and an eyelid and brow lift to make me look more energetic when I got older. During these visits, we became friends.

Dr. Tsao is a very professional surgeon. He asks many questions, gives you good treatment options, explains the procedures well beforehand and has excellent follow-up care. I even asked him to perform one procedure and smiling, he said, "No, you don't need it, and sometimes there are problems with those procedures." I really appreciated his sincerity. He's a perfectionist and afterwards he is happy to perform any little touch-ups to make the results better. Dr. Tsao is also a clever inventor and good researcher. I have been involved in the editing of two of his research papers, one on a technique he developed to remove white scars and one on a device he invented to insert breast implants. I saw all the photos and videos and discussed in detail how and why he invented those techniques. I also reviewed the results and patients' satisfaction. His papers were published in well-respected international journals. He continues to contribute greatly to his field.

Besides professional research, he has authored three books to educate the general public about cosmetic surgery. I am honored to write a preface for this new one, 「Plastic Surgery in Taiwan ： Generation IV」. In this book, he shares how cosmetic surgery has made positive changes in the lives of his patients, corrects some current misconceptions about cosmetic surgery, talks about his involvement in promoting the field in Taiwan and overseas, and in his final section he discusses his vision for developing and promoting medical tourism in Taiwan. His broad experience, his successes, amazing energy and optimism, and love for his field, country, and city Kaohsiung makes him the best cosmetic surgeon in Taiwan to lead this important development in Taiwan's medical field. I am sure you will enjoy reading every page of this book.

楊國輝

台灣美容外科醫學會　理事長
新聖整形外科診所　院長

　　第一次親炙曹賜斌醫師，是我在林口長庚醫院整形外科擔任住院醫師輪調去高雄長庚醫院受訓之時，他是擔任整形外科主任，我當時就對這位大師兄的思路清晰、處事明快以及熱心教學的風格留下深刻印象。後來常在整形美容相關醫學會議中聽曹醫師的演講，他總是知無不言，言無不盡，讓我在整形專業上獲益良多。三年多前，個人在因緣際會下當選為臺灣美容外科醫學會理事，與時任理事長的曹醫師以及其他理監事們並肩作戰，不但舉辦許多場廣受好評的教學訓練課程，大大增強了會員的專業能力，也在他的堅持下，舉辦了兩場盛大的國際年會；他更是風塵僕僕地往返亞洲各國，和日本、韓國、大陸、新加坡、泰國、越南、香港以及蒙古的美容整形醫學會簽訂 MOU，將臺灣美容外科醫學會從一個地區性的醫學會，提升為具有戰略縱深與廣結善緣的國際性醫學會，正式與世界接軌，讓會員感到無比榮耀！

　　曹醫師卸任理事長後也沒閒著，不但繼續擔任臺灣美容外科醫學會的資深顧問，為學會事務提供諸多寶貴建言，更在他的領軍之下推動醫療觀光，並獲得突破性的進展。除了為公眾利益付出大量心力之外，他更是南臺灣開業整形外科醫師的元老級人物，由於醫術精湛，所以診所業務十分繁忙，令人驚訝的是，曹醫師居然還有辦法出新書——《整形 4.0》，我因為有幸獲邀擔任推薦序的撰稿人之一，才得以先睹為快。書中有五個單元：整形故事、整形世説新語、整形軼事、近代台灣美容整形醫界進化史和醫療觀光，藉由一個個的小故事，以淺顯易懂的文字娓娓道來，不僅讓讀者一窺美容整形醫學的堂奧，也令人深深感佩他視公益扶助人群、社會、國家為終身志業的崇高精神！

　　原本我不太能理解，曹賜斌醫師為何能在已屆一般世俗的退休年齡之時，還有如此旺盛的精力來做這麼多事情？後來看了新英格蘭醫學雜誌二〇一八年刊載的一篇文章指出，在一個人的生命中，生產力最高的階段是六十～七十歲，七十～八十歲是第二高生產力的年齡階段，第三高生產力的年齡是五十～六十，因此，如果年齡介於六十～七十或七十～八十之間，將會擁有一生中最美好的時光。這完全印證了曹醫師這幾年來的生命軌跡，更讓我們期待他在未來的十餘年裡還能為人群、社會與國家作出更大的貢獻！

　　過去在臺灣美容外科醫學會與曹理事長共事的兩年裡，我和他雖然常因對事情的看法不同而有過激烈爭論，但都只是茶壺裡的風暴，獲得共識後仍然能夠攜手大步往前。我個人一直對這位大師兄十分尊敬，因為真正的尊重，是需要實力才能贏得，而他就是一位

真正有實力的整形外科醫師，足為後輩楷模。

　　最近看到一個外文字：Excelsior，這是一個古老的拉丁語單字，翻譯成中文就是「精益求精」，意謂不斷向上、往前，邁向更高的榮耀！我認為，用這個字來形容曹賜斌醫師的人生歷程，是再也貼切不過了！

李　東

北京大學第三醫院、北京大學國際醫院
整形外科　主任教授

　　欣聞台灣曹賜斌教授新作《整形 4.0》即將出版，又受曹教授
邀請為此書作序，因此而倍感榮幸，又有些誠惶誠恐。好在能提前
拜讀和學習了這部新作使之獲取了一些心得，更增添了對曹教授的
了解和敬仰。

　　曹賜斌教授是國際著名的整形美容外科醫生。曹教授性格開
朗、平易近人，又不失學者風範。我們曾在國際國內許多場合多次
相見，也親眼見證了在曹教授擔任會長之際台灣美容外科醫學會的
發展。這是曹教授承先啟後，也是全體台灣整形美容醫生共同努力
的結果。為此表示衷心的祝賀！

　　曹教授《整形 4.0》是一部有關整形美容的醫學人文學著作。
書中以敘事的文學撰文法、通俗易懂的語言描繪了台灣現代整形美

容的現狀。書中通過一幕幕真實、生動的故事，表現了人們在各種美容手術診療過程中的複雜心理需求、對人生的渴望、對未來的憧憬，也揭示了曹教授對美容醫學的深刻理解，並通過他的愛心、鑽研創新的努力和高超的技術為那些求美者帶來了安全的、理想的手術效果，帶來了對人的信任、對生活的愛。

與其説這是一部文學著作，不如説是曹教授在美容醫學的藝術創作集錦。我與曹教授有幾十年的相似經歷，故感同身受。與醫學其他學科相比，整形美容更是一種藝術創作。這種藝術創作要能夠滿足人們靈魂深處需要，喚醒其沉睡的情緒、願望和情慾，還要想像在製造形象的悠閒自得遊戲中來去自如，在賞心悦目的關照和情緒中盡情歡樂。

再次感謝曹賜斌教授的邀請，也祝願此書能給讀者帶來享受。

二〇二〇年二月十八日　於北京

呂旭彥

台灣美容外科醫學會　常務監事
國泰綜合醫院　副教授　顧問醫師
紐約整形外科診所　院長

老曹（稱呼了超過四十年），是我在一九七八年國泰整形外科任職代理總醫師時的新進住院醫師學弟。

由於老曹退伍後曾於一九七六年曾擔任陳明庭教授的助手醫師一年，因此陳教授在一九七七年在國泰履新成為醫務主任（現副院長），將老曹收入門下，來科裏後如魚得水，對整形外科手術及術後照顧十分嫻熟，加上動作敏捷，樂於助人，成了科裏最受歡迎的住院醫師主力。

後來一九七九年陳教授協助連體嬰分割案圓滿完功，返回台大任職，老曹也轉往長庚繼續整形外科訓練，各掀開輝煌發展的新頁，也留名醫史，自不在話下。

　　老曹得自台灣（整形外科史話第二版，拙作 P.17）啟扉的兩大名師，羅慧夫院長及陳教授的啟蒙，復以奉派至高雄長庚擔任首任整形外科主任，於一九八六年開疆闢土，復於二〇一七年擔任台灣美容外科醫學會理事長，個人生涯成就初達顛峰。

　　今頃獲老曹擲下近作，競夜拜讀，十分感動，師導教誨，得以在自設診所全力施展並多次發表傑出論文，多獲國內外同業及客戶讚賞，今彙結成書以供後進參閱，實難能可貴，謹不揣淺陋，就熟識四十餘年的老友，所共同學習的奇妙旅程，稍作回顧，以為推介，祝賀之意。

二〇二〇年三月二十九日

黃榮鵬

育達科技大學　校長
國立高雄餐旅大學觀光研究所　教授

　　曹賜斌醫師從《整形 1.0》：整形重建、《整形 2.0》：整形美容、《整形 3.0》：整形整心；至《整形 4.0》：公益扶助人群、社會、國家。可以窺見曹醫師不僅是醫師、更是仁心仁術的良師。將整形從個人生理需求，進展到心理療育與健康，更重要推己及人到社會公益。使整形的社會風氣成為正向的思考與助人思維，實屬不易，更令人敬佩。坊間相關書籍多數仍強調在技術層面，而此書早已昇華到心靈與公益層次。欣見曹兄所著的《整形 4.0》付梓出版，為廣大社會提供一本好書。身為一個教育工作者，更期待這本書的即早完成，嘉惠社會。

　　這十多年來，我所認識的曹兄為醫學界所付出諸多貢獻，擔任國內外醫學會理事、醫療團隊理事長、台灣美容外科醫學會理事長，與全球華裔整形外科醫師協會理事等等。平日在醫院、學會與

會議場所爭取各項公眾權益，始終站在第一線工作，從不輕怠，也不馬虎。因此，我曾邀請他至學校演講與學生分享正確觀念與公益作為；曹醫師對於醫學界的執著與熱忱，已不僅只是作為一個志業，更是一個助人的公益事業。正如德國社會學大師韋伯所述，所謂志業，不只是一種獻身的熱情，同時也蘊含著終極價值的關懷。

除此之外，曹兄更將這份熱情帶入學術領域裡，從實務到實踐，一步步地紮實推進。在繁忙的工作中，仍發表學術期刊與代表台灣至國際相關重要醫學會分享所學，深化自己的知識，絲毫不放棄任何進步的機會與可能性，也同時將台灣經驗分享國際，為國爭光。眼前的這本著作，是他放下手邊繁重的業務，為嘉惠社會所做出的貢獻。撰寫書籍向來是件苦差事，好的書籍更不是件易事，但他卻不計時間成本，孜孜矻矻地投身於其中。為日後醫學界或後學鋪墊出更好的道路。教育是百年樹人，點滴灌溉。我在編著者的身上，同時看到了這份用心與執著；是為序。

二〇二〇年一月三十一日　於苗栗造橋

廖上智

高雄市立鳳山醫院（委託長庚醫療財團法人經營）　院長
南長庚醫師聯誼會　會長

曹賜斌院長是我在高雄長庚醫院的老同事，也是我的學長。

一九八六至一九九六年曹醫師擔任高雄長庚整形外科主任，深受病人愛戴及同仁的推崇。離開高雄長庚後成立曹賜斌整形外科診所，更積極投入社區醫療與醫學中心的連繫凝聚，與當時的王清貞院長共同成立高雄長庚醫師聯誼會，擔任理事長，媒體稱之為創舉。

我奉派加入協助，深深感受曹醫師熱情積極的處事態度。

這次很榮幸先睹為快，得以在付梓前拜讀曹醫師大作《整形4.0》，再次體驗到曹醫師熱情又嚴謹，繁忙卻不輕忽的為人。從第一本著作到現在，可以觀察到曹醫師個人人生的層次與境界提

升，優游於醫療專業與生活公益之間，自在大器。

　　我是一位內科醫師，於整形醫學是門外漢。但這本著作讓我體會了整形美容的人生哲學與小市民的心態百樣，曹醫師對「整形求治者」的關懷躍然紙上。曹醫師長存溫柔的心，希望手術整形的人，曉得要追求的是什麼，能有滿意的結果，就此翻轉人生，獲得生活新興競爭動力，甚至讓不幸之人有重生機會。

　　曹醫師在這本著作也充分呈現他在管理規劃上的長才。不只反映在醫學會與國際會議的運作深耕，更在積極推動醫療觀光方面，展現細膩的分析與實務步驟。值此新冠肺炎疫情緊張的日子，能閱讀一本清新有益人心的書籍，實乃人生一快。

蔡秀芬

特聘教授
國立中山大學物理系　教授兼副校長

　　幾年前因職務關係，在中山大學第八屆 EMBA 高階經管碩士班（二〇〇七年畢業）的班上聚會與曹醫師結緣。永遠記得他的自我介紹——整形南霸天曹賜斌醫師。他是一位熱情、風趣且喜愛結交好友的文人醫者，不時會與好友分享他在國際研討會中發表的學術研究成果，讓我感受到他對美容醫學的精進及對這份工作的熱愛與堅持。

　　早聽聞他除學術著作外，亦出版美醫科普書籍。從《整形 1.0》至今《整形 4.0》，不斷蛻變。在《整形 4.0》出版之前，有幸能先睹為快，並為其寫推薦文，也讓我更進一步了解美容醫學求治者內心的深層期待。這本書娓娓道來每一個個案求治者的心路歷程。從老化性眼皮手術、眼袋去除術、雙眼皮手術、老人斑去除術、自體脂肪注射或是抽脂重塑身材等，每一位求治者，無論男女老幼，

均經過曹醫師的巧手而獲得救渡，找回信心，翻轉人生。曹醫師亦
不斷地精益求精，在國際會議中發表更優質的美醫手術方式，如額
頭提眉術、白疤顏色再生術、無疤手術等，讓美醫手術達到最高境
界。尤其是二〇一八年發表了其獨創的白疤顏色再生術，更讓國內
外接受治療者去除白疤的傷痛，揮別過去，重展面對未來的歡顏；
整形、整心，曹醫師不僅整了求治者的心、也喚醒了週遭的平等
心，讓求治者拋開憂鬱，重拾追求未來美好人生的信心，再度擁有
新幸福的婚姻及發展美好的職涯。

　　另一方面，曹醫師在看到求治者的期待與改變的同時，美的創
造者也有了成就感，整形亦同時整到了美醫者的心。其實曹醫師是
一位關懷城市發展，長年不斷做公益，及協助弱勢的實踐者。他擔
任高雄市醫學美療觀光推展協會理事長，長期推動醫療觀光，帶動
高雄市的觀光產業，提升高雄地方的經濟發展；他長年公益演講，
傳承整形及職場經驗，提攜後進；另外，他捐款協助中山大學經濟
不利之學生出國深造，乘風萬里，轉動人生；他至紅十字會慈暉園
關懷院童，捐款並散播歡樂，處處留下他的愛心足跡。相由心生，
美醫者一定要有一顆美麗善良的心，才能幫助求診者，刻劃他們對
美的期待，曹醫師做到了。希望《整形 4.0》的出書，讓更多人對
美醫有更多的認識與正向的思考，並讓更多改變人生缺憾的心靈故
事繼續發生，使我們的社會更為美為善。

二〇二〇年二月二十三日　於西灣

何 維 新

香港美容外科醫學會　理事長

　　與曹院長相遇相知以及相助相惜，短短數年內見證了他努力將台灣美容整形外科推上國際舞台。

　　現有幸先睹他的著作《整形 4.0》，感覺不只是一本整形外科的百科全書，更是台灣整形外科的發展史和他人生的縮影。

　　電影《一代宗師》中練武的三種境界：見自己，見天地，見眾生，《整形 4.0》可以說是一本見眾生的書。

賴聰宏

高雄市醫師公會　理事長

　　曹賜斌醫師是高雄市醫師公會的資深優秀會員，也是醫界的領袖級人物。平日熱心公益善盡企業責任，時常馬不停蹄參與美容整形相關國際會議、發表相關國際論文及刊登於學術期刊、推動台灣醫療觀光及關懷弱勢團體等以實際行動做公益，讓這位「小診所的大醫師」受到高度肯定。

　　這次他將出版第四本新書《整形4.0》讓人更充滿期待，在人醫、仁醫的智慧下，道出了人性、人心的各個面相，相較於當下醫美診所林立，削價競爭，為晚輩點亮了一盞明燈，彌足珍貴！身為高雄市醫師公會全體四千三百位醫師會員的大家長，深深以曹賜斌醫師為榮，並獻上本人深深的祝福！

二〇二〇年二月二十五日　於高雄

郭耀仁

高雄醫學大學附設中和紀念醫院外科部　部長

　　當電話接到曹賜斌院長告知又有新著作即將出版，邀請我先睹為快並為之寫序，過去是他忠實讀者的我心中雀躍不已。曹院長是引我進入整形外科殿堂的啟蒙老師，多年來除了臨床授業耳濡目染，更是身教言教的良師益友。曹醫師在整形美容界技術備受肯定，在一九九六年離開擔任十年高雄長庚醫院整形外科主任開業迄今二十四載，在南台灣整形醫美界享譽盛名，更有南霸天美譽。身為基督徒的他，更是位熱心社會公益的良醫，並為台灣整形外科界推向國際的重要推手之一。不僅如此，他對於社會大眾教育不遺餘力，在醫療工作之餘持續付出，參與公益團體活動，繕寫許多衛教通識文章及專業民眾教育演講，提供社會大眾正確美容醫學新知及觀念。近年來並將其過去近四十年經驗著作成書，從過去《整形1.0》至今《整形4.0》，不斷蛻變，從過去技術層面分享到此本對醫療心靈扶持、及對社會國際關懷和奉獻，在在顯現他高瞻的睿智

及宏觀的思慮。

　　個人有幸在此書付梓前拜讀此本《整形 4.0》，本書內容文筆流暢，不同於市面上諸多醫美叢書。他將困難艱深美容醫學相關醫療術語化為淺顯易懂文字，本書中內容除了是曹醫師多年在國際發表臨床獨門整形美容技術及正規治療觀念，如自體脂肪注射、抽脂、疤痕治療、隆乳、眼皮及眼袋、拉皮、隆鼻、顏面下巴、唇顎裂手術整形以個案方式分享，並加入詼諧的整形軼事，以及台灣美容整形醫界進化及現今醫療觀光建言，處處可見其獨到見解深入剖析。此書對一般讀者不單是專業醫療知識提升，更是休閒的精神食糧，實在是一本不可多得的好書，值得您再三品味，有幸為啟蒙恩師寫序推薦，真是無限光榮！

二〇二〇年二月十四日　於高雄

廖義銘

國立高雄大學法學院　院長

如果愛美的人，應該多讀一本書，那麼，這本書應該讓美的定義更多元，以至於讓愛美的意義，更加豐富。

如果想透過自己的心思想讓自己更美的人，應該有個導師，那麼，這位導師應該最懂得美，更懂如何讓別人更美。

曹賜斌醫師就是這麼一位愛美人們的醫學導師！

他對美的認識，是專業的；他對使人更美的使命，是熱情的；而他對人們如何用自己的方法來讓自己更美，則是哲理的、智慧的、深層的。

曹醫師在這本《整形 4.0》一書中，便將他四十餘年來對美的

熱情與哲理，用淺白易懂的文字，要讓人們重新認識整形，從而重新理解對你而言最適當的美，與你應得的美。在這本書中的一則又一則的小故事裡，曹醫師用很簡單的文字，寫下了他從事整形醫療工作這些年來所遇到的許多令他自己印象深刻、難以忘懷的客人，她／他們來到曹醫師面前的心境和理由。

當我用同理心來讀這些小故事時，我會忍不住地抱著曹醫師的這本書，一口氣把它讀完，因為，那些小故事對我來說，彷彿就是過去的我的遭遇，或未來我可能的境地。

而那些小故事裡的主角，個個彷彿就是我的父母、我的家人、我熟悉的親朋好友、甚或是我自己；而當我同樣用同理心來體會這些小故事裡的主角們，她／他們在離開曹醫師的手術刀後，因為有了不同的自己而產生的不同生命後，我同樣也理解了曹醫師這本書定名為《整形 4.0》的用心了。

原來，
整形 1.0 講的是醫學；
整形 2.0 講的是技術；
整形 3.0 講的是產業；
而整形 4.0 講的，是人心、人性、更有人情。

從醫學面談整形，是為救人；從技術面談整形，是為救臉；從產業面談整形，是為救經濟；而從人心、人性和人情談感情，則是為救每一個人。

　　《整形 4.0》的理念，可以救每一個人，因為這個流行中帶著點新穎的理念，能啟發每個人重新看待自己的外在，以及自己的外在與自己的生命及生活的直接關係。

　　人的生命，表現於內在與外在的種種；而人的生活，則由內在的喜怒哀樂與外在的種種所遇人、事、物所組成。

　　如果我們可以透過外在的改變，來讓自己的內心更幸福、更快樂；同時更懂得經由內在的修煉，來讓自己的外表更健美、更好看，那麼我們就能夠真正地掌握自己的生命、自己的人生。

　　曹醫師寫的這本書，是為了要讓每位讀者都能掌握自己的人生，他是位良醫、更是位良師，我以此短序推薦這本書，是我極大的榮幸！

福田慶三
Keizo Fukuta MD

ヴェリテクリニック（日本倍麗特美容整形醫院）　院長

【國語譯文】

　　曹賜斌醫師一九八六年在美國明尼蘇達州的 Mayo Clinic，師從於當時的整形外科主任 Dr.Ian Jackson，在顱顏外科學習顏面部畸形的顱顏整形重建醫學新技術。這以後他修成回國在台灣長庚醫院從事以顱顏外科為中心的整形外科醫療活動，之後並開設了自己的美容整形外科醫院。我比曹醫師晚兩年去 Mayo Clinic 留學，回到日本從事多年整形外科醫師的工作以後，也創立了自己的美容整形外科醫院 Verite clinic（中文：倍麗特美容整形醫院）。從這個意義上來說，我與曹醫師是 Dr. Ian Jackson 的同門子弟，有著頗為相似的職涯經歷。

　　我們倆為什麼都從整形外科「轉行」到美容外科呢？我和曹醫

師一樣，都屬於喜歡做手術的外科醫師。對我們來說，美容外科是甜蜜的芳香的，並伴有微量毒素的學科，很有魅力。將上天創造好的人類向更美好的形狀去改造，這種向神挑戰的豪情和恐懼交織在一起的忐忑不安常伴左右。整形外科是以對畸形的患者實施重建修復為目的的治療醫學。而美容外科是幫助患者追求年輕和美麗的幸福醫學。回顧一下我自己多年的醫療活動，與當整形外科醫師的時候相比，我成為美容外科醫師以後，收到了更多的患者們的感謝話語。而每當此時，我也情不自禁地感受到這幸福的暖流在身體湧動。這對於我們做手術的醫生來說，同樣是幸福的醫學吧！

　　我對患者實施的手術也不可能 100% 創造出患者所希望的效果。手術的效果都會有侷限性，故要說服患者接受這些侷限性，予以「妥協」處理。而正是靠這種「妥協」，患者才可以感受到幸福感，實施手術的我也會感到欣喜。正如曹醫師在此書中所述，凡走過必留下痕跡，凡刀過必留下疤痕。不留下刀痕的執刀手術是不可能的。即使留下了疤痕，但可在外形上予以變得更好看——這是我們美容外科醫生實施手術的共識。患者也會對這個共識（術後的疤痕）予以妥協。可是我們的曹醫師對這個疤痕是不妥協的，如何可以使術後的疤痕變得不明顯或不見？他傾注了熱情和心血將這一不可能變為可能，這正是本書中所介紹的白疤顏色再生術。除此以外，曹醫師在眼皮整形手術及其麻醉技術、隆乳手術進行改善的基礎上，還竭盡全力地去鏟除連美容外科醫師和患者都放棄了的美容外科「妥協」部分，我因而對曹醫師在美容外科所持有的真摯、不妥協、追求完美的態度肅然起敬。

　　本書不僅涵蓋了曹醫師自己開發的最新技術，也涉及到國際美容外科的最新信息。對即將接受美容整形的患者，或者過去接受過美容整形，但手術效果不滿意，尋求修正手術的患者來說，都具有很高的閱讀和參考價值，特此推薦。

二〇二〇年三月十四日

【日文原文】

　　曹医師はアメリカのミネソタ州にある Mayo clinic で形成外科主任をしていた Dr. Jackson から人の顔面変型を修復する頭蓋顔面外科を学び、その後母国台湾に戻って頭蓋顔面外科を中心に形成外科一般の治療に従事した後、美容外科を開業されました。わたしは 2 年遅れて Mayo clinic に留学し、その後日本で形成外科医として働いてから、今の美容外科ヴェリテクリニックを開業しました。つまり、曹医師は私にとって Dr. Jackson 一門の兄弟子です。

　　なぜ形成外科から美容外科に専門を変えたのか。私や曹医師のように手術が好きな外科医にとって美容外科は、甘く、しかもかすかに毒のあるとても魅力的な分野です。人の造作を美しい形に造りかえるという神への挑戦のような気持ちと、それに対する恐れとが入り交じるドキドキしたものを感じます。形成外科は変形を修復するのが目的の治療医学です。それに対して美容外科は若さや美しさを求める幸福医学です。これまでの自分の診療を振り返ってみると、形成外科時代よりも美容外科を専門としてからのほうが患者さんからたくさんの感謝の言葉をいただいています。そういった感謝の言葉をいただくたびに私自身も幸せになります。まさに、施術をする側にとっても幸福医学です。

　　私が施す施術が患者さんの要求に 100％答えているとはとてもいえません。手術結果には限界があると患者さんに術前に言い

聞かせて、妥協してもらっているわけです。そういった患者さん
の妥協のおかげで、患者さんは幸せを感じ、施術した私も喜びを
感じることができます。曹医師が本書で述べているように、人が
歩けば足跡が残ります。手術をすれば傷跡が残ります。傷跡を作
らずに手術をすることはできません、傷跡は残っても造形がよく
なるからよいという考えで我々美容外科医は手術をしています。
患者さんも傷跡には妥協してくれています。しかし、曹医師はそ
こに妥協することなく、残った傷跡を少しでもきれいにすること
に情熱を注いでいます。それが本書で紹介されている白色瘢痕の
治療です。ほかにもまぶたの手術や麻酔の方法・豊胸手術など
に改善を加えて、これまで美容外科医も患者さんも諦めていた美
容外科のマイナス部分を少しでもなくすような努力を続けていま
す。そんな曹医師の美容外科に対するを私は尊敬しています。

　本書では曹医師自身が開発した最新の技術を含めて美容外科
最新情報が紹介されています。これから美容外科を受けようかと
考えている方にとっても、過去に受けた美容外科の結果に不満が
あり、その改善を求めている方にとっても大変ためになると思い
ます。

二〇二〇年三月十四日

方旭偉

國立臺北科技大學化學工程與生物科技系　特聘教授
國家衛生研究院生醫奈米所　合聘研究員
方策科技股份有限公司　創辦人

　　自從二〇一八年因醫材公會而牽起的我與曹醫師的緣分，在歷經一年多共同完成義乳推進器創新醫材商品化的同時，我手上捧著曹賜斌醫師這本《整形 4.0》，認真拜讀曹醫師在整形領域專精的態度，裡頭更懷抱一股令人敬佩的人道精神；除了身為整形外科醫師，同時也是公益實踐者，從這兩者全然不同的角度出發，這本書即將展開每個人對美容醫學背後更深遠的了解。

　　從書中許多個案來看，除了專業醫學建議及至善至美的手術結果，美容醫學實際帶來的影響力又是如何？曹醫師透過前幾本出書循序漸進向大眾傳遞現今醫美環境的醫學、技術、產業面等等觀點，全方位刻畫使得第四本《整形 4.0》談「人心、人性」的正向力更耐人尋味，幾乎可稱為台灣美容醫學領域的重要先鋒角色。

　　跟曹醫師共同合作開發義乳推進器 2.0 的過程相當深刻，他極具開創性的想法、結合優秀的臨床經驗與膽大心細的原型醫材製作，讓我們驚豔不已，我帶領由臺北科技大學以及方策科技所領軍的科技部生醫材料產學聯盟，結合跨領域工程技術及產業鏈夥伴，在短時間內順利將帶有曹醫師創新基因的微創手術醫材成功孵化，即將在臨床上廣為使用。我與曹醫師之間身為彼此的戰友外，他更是良師益友的存在。

　　當然，曹醫師除了對於臨床醫學的付出貢獻，也相當積極將自身更多美容醫學知識、臨床技術、產業合作的各種經驗互動透過一次次學術推廣、媒體宣傳及論壇講座進行發表，如此不吝貢獻，實為整形醫學界楷模。

　　我深信本書的出版也將使得更多人看見美容醫學的高度影響力、人心的自信光輝面，期盼曹醫師持續促進台灣醫療生技業的一片新藍海，帶領我們航向未來。

馮偉晉

基督教長老教會　牧師
諮商輔導博士

　　BQ，美麗商數，是現代男女成功的加分項，使人錦上添花。但是，要廣得人氣堆造得勝的關鍵，絕對不是只有人相貌的美醜，必定也和內心氣質的有無，與謙和心態的多寡有關。美國憲法起草人之一，也是文學家和具哲學家氣質的富蘭克林曾經説：「再自負的人，也受不了別人的自負。」日本文學家大宅壯一曾經説：「男人的臉，就是一張履歷表。」箴言四章二十三節：「我兒，要留心聽神的言詞，側耳聽神的話語，都不可離你的眼目，要存記在你心中；因為得著它的，就得了生命，又得了醫全體的良藥。你要保守你心，勝過保守一切（或譯：你要切切保守你心），因為一生的果效是由心發出。」人美，心也美，才能深緣。

　　謹將此書《整形 4.0》推薦給識貨的您，恭喜您將在此書中看到現代人極需要的美容整形和整心的專科醫療知識與技術，及個案

的真實心路歷程。此序中也將向您簡介台灣之光——曹賜斌院長，不為人知的嘉懿善德。

在坊間患者和各國貴婦名媛的好口碑裡，曹院長是台灣美容外科醫學會理事長、高雄市醫學美療觀光推展協會理事長、高雄長庚醫院整形外科首屆主任十年、高雄市唇顎裂暨顧顏協會創設人等等。

在醫界，曹院長常受聘講學於各大醫學會及醫院，早已桃李滿天下，無論以整形聞名於世的韓、日等國或台灣各縣市許多整形外科診所的名醫都是曹院長的學生愛徒，曹院長總是不藏私的樂意教導提攜後輩；常聽他教導愛徒：為了給患者最完美良好的醫療，我們須不斷的嚴格自我要求、不斷的提升；完善的治療一位美容整形患者還不是美容整形專科醫師的最高境界，能夠幫助人們擁有美麗姣好的外表，又能幫助人們擁有良善喜樂的美心，才是美容整形醫療的最高級。這真是患者的福音。

在基督教會裡，多年來我所認識的曹院長是位仁愛謙卑、好善樂施和榮神益人的長老，他暗中默默地幫助國內外許多可憐家庭和孤兒，很多從小被他疼愛救助過的兒童們已經大學畢業出社會了。曹院長也多次和我及教會長執及愛心人士深入監獄裡，演奏詩歌、表演戲劇、專講分享等等，藉以輔導感化更生朋友，協助他們找到人生的意義和正途。

在多年好友心中的曹院長，有個外號叫：曹帥。是個陽光喜樂、

正直幽默、多才多藝、古道熱腸、又好相處的益友。與此書相關的要點是，當我自己需要找整形外科美醫醫師時，我會找他美療嗎？我和內人都是曹院長的患者，因為我知道曹院長本人美感極佳、做事細心嚴謹，追求完美，又是全台屈指可數鮮有其比，被聘請為國際美容整形外科醫學會期刊編審委員，及全球華裔整形外科醫師協會理事的世界級美容整形外科名醫。

很榮幸能為《整形4.0》寫序，期待學習曹賜斌院長以簡明白話述說深邃醫理的寫作方式，很樂意向您推薦這本結合醫療、藝術和心靈，能讓您上下內外都更新美化的時代整形好書。

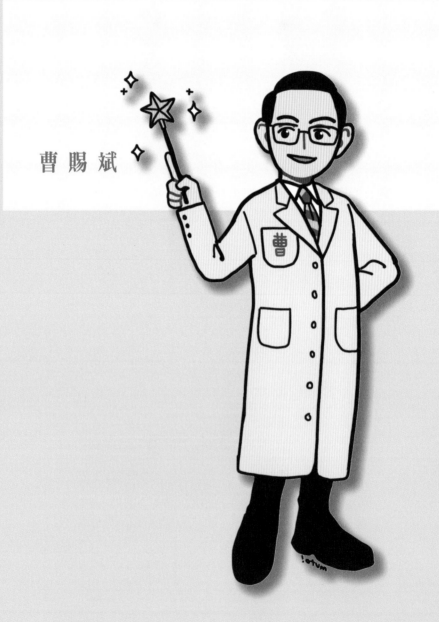

曹賜斌

編著者序

Preface

整形進化之路：
由重建、美容、整心，
走向「公益扶助」

世事不斷變化、更新，一切向前進化。不論是工業化由 1.0 進化到 4.0，行動通訊技術由 1G（Generation）進化到 5G，整形科技也是一樣，已由 1.0 進化到 4.0。茲以我的職涯經驗與體認，將整形科技之進化，理想性地予以階段歸類及綱要性敘說如下：

♥ 整形 1.0：整形重建

將先天畸形或後天傷殘、癌瘤切除後導致之不正常形體外觀或功能，利用顱顏重建、顯微手術、皮瓣轉移、燒傷救治、植皮、傷口照護等整形重建科技，將形體外觀或功能予以正常化醫治之整形重建科技。

病症包括急性期全身重大刀槍、車禍、燒傷等外傷，外傷晚期導致之顏面、肢體畸殘，先天形體畸形，軀體癌瘤切除、重建，慢性潰瘍、褥瘡、皮肉腫瘤、疤痕等等。

越戰美軍死傷慘重，整形重建外科技術被大量派上用場，挽救眾多美軍性命及肢體康復，提升軍人肢體戰力，整形科技也因而進展神速、大放光彩。

♥ 整形 2.0：整形美容

將正常之形體外觀，予以美觀化成為年輕、亮麗之整形科技，使人們能因而提升生活品質，邁向真善美之人生高階境界。整形部位包括顏面、五官、胸、腹、全身肢體、皮毛等。此為越戰後美國整形外科醫師，將越戰時之整形重建科技，轉移至醫治正常美國人民，因而進化出整形美容之科技。

♥ 整形 3.0：整形整心

透過整形使人們老醜外觀改為年輕亮麗，則自卑、消極、悲觀之心情就可轉化為自信、積極、樂觀心態，如此容易激發人們潛能、事業因而有成，心美、形美，人生也因而會趨向完美。

♥ 整形 4.0：公益扶助人群、社會、國家

1. 人群：包括書中第一章之整形故事，第二章之整形世說新語及第三章之整形軼事等。

2. 社會：包括書中第四章之近代台灣美容整形醫界進化史，及與各國美容整形外科醫學會，簽訂學術合作 MOU（備忘錄）協議書，以無政治性、無國界之醫療外交，協助政府突破外交困境等。

3. 國家：包括書中第五章之醫療觀光。推動美容醫療觀光，成為台灣經濟發展之新動能，以振興台灣經濟。

《整形 4.0》這本書是台灣整形美容二〇二〇年的時代新書，也是最新的整形進化產物。整形外科起源於整形重建醫療，經歷戰爭使它由整形重建進化至整形美容。再經現代化生活競爭與壓力的推播，使它進一步進化至整形整心。之後由個人之整形需求進化至目前對人群、社會、國家的整形公益扶助。透過閱讀這本書，可以一覽整形世界現況的「大觀園」。

整形已由過去的奢侈品演變為現今社會的生活必需品。男人整形是為求職涯長青，女人整形是為求婚姻愛情，小孩整形是為求去除先天異常外貌，以化除就學心理障礙，老人整形是為求抓住青春尾巴，以樂活人生黃金歲月。整形已成男女老少皆需之全民運動，愈現代化則愈方興未艾。故這本書可說是現代人進階未來、贏向未來的時代參考書。

　　《整形 4.0》這本書之另一意涵，對我而言，則是我撰寫、出版的第四本書。前三本書名及出版時間，陳述如下：

第一本書：**《美麗金三角》**，出版於二〇〇七年。
第二本書：**《整形整心》**，出版於二〇一四年。
第三本書：**《大白袍與小白領》**（電子書），出刊於二〇一七年。

　　因診所經營管理知能之需要，我於二〇〇五年至二〇〇七年間，就讀於國立中山大學管理學院 EMBA。就學期間聽到一位教授說過一段永難忘懷之人生標竿管理話語，他說：台灣人一生應要達成三件事，才算不枉生為台灣人：「**1. 出一本書。2. 登上玉山。3. 繞行台灣一圈。**」

　　這三件事，除第三件外，我都已經達成了。我於二〇〇四年率領一群老幼婦孺十多人登上玉山，於二〇〇七年出版我的第一本書《美麗金三角》。

　　古人言人生三要事：「立功、立德、立言。」立言可使後人知曉當時著者所處時代之社會環境及思維，影響應最為深遠，也可為自己留下足以傳之後人之雪泥鴻爪，彌足珍貴。

　　謹以《整形 4.0》這本書，獻給教導、培育我整形外科的長庚醫院永久名譽院長羅慧夫恩師，及引導我進入外科及整形外科的台大醫院整形外科創科主任陳明庭教授恩師，感謝他們兩位恩師的愛護與提攜，我才有今日之小小成就。

特別感謝總統科學獎得獎人、中央研究院院士、台灣顯微重建整形外科之父魏福全教授的細心校評與方向扭正，使這本書得以畫龍點睛，更增其明亮性、宏觀性及精確性。

也感謝大力協助編撰這本書的楊淑芬記者顧問、宋瑞珍占星老師顧問、診所秘書李思宣、多媒體行銷專員蘇煥鈞、管理長黃珉宸、代理醫務長呂若郡及其他默默付出的診所同仁們，沒有你們的群策群力、多次的出書籌備會議、目錄及文案的一再校修與圖文美編，這本書是無從誕生的。

最後要感謝我家人對我飲食起居的細膩照顧，及無限容忍我早出晚歸的拋家棄子般工作投入，感恩大家，謹以此書的問世來回饋大家對我的關愛。

曹賜斌
撰於高雄曹營

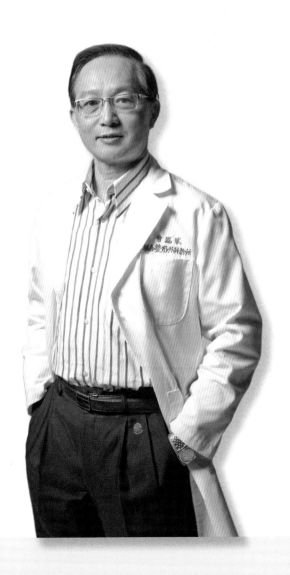

Contents

I 整形故事

III 整形軼事

IV 近代台灣美容整形醫界進化史

V 醫療觀光

Written by 曹賜斌 & 編撰團隊

整形者背後都有故事

整形是在整心

改變人生的機會

活出美麗及自信

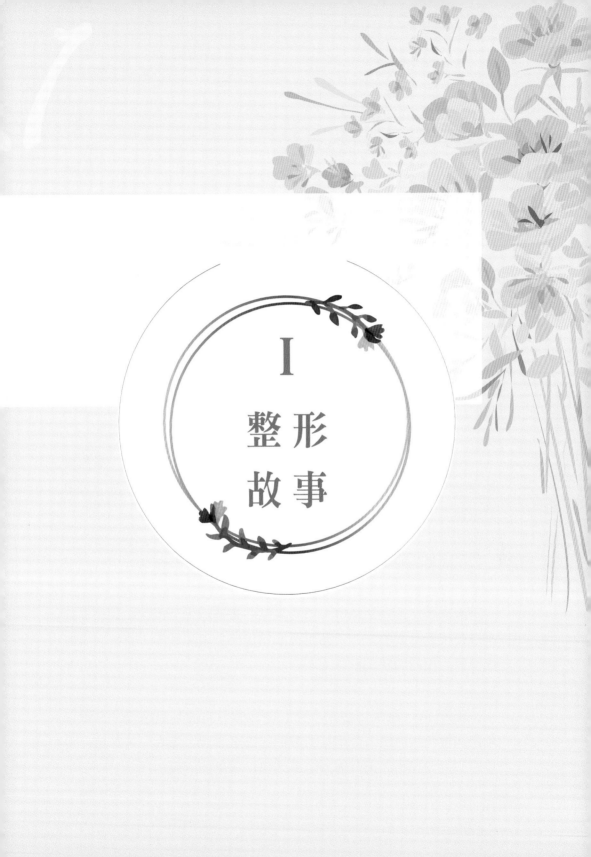

I

整形
故事

前　言

　　本章收錄的整形故事，分別從曹賜斌醫師、診所顧問、診所美醫管理師、醫學美容師及客人的角度，敍述與整形相關的故事經歷與心路歷程。

　　一篇篇的故章，訴說著每個不同個案的整形情境。

　　原來整形不只是整形，整形與整心環環相扣，不論先天的不完美或是後天造成的創傷，藉由曹賜斌醫師的聖心妙手，讓他們重新建立對人生的希望與夢想。

　　整形 4.0，跳脫以往對「整形」這個名詞的刻板印象，它不只是讓人變美麗而已，而是藉由醫師的改造重建，讓整形者對自己更具信心，修復不完美的肉身，重建自信完美的心靈！

　　每篇故事中的主角，男女老少均有，因為想從感情的創傷中重生、或修復自殘留下無法抹滅的白疤、或是去老人斑消除眼袋重塑亮麗人生、或是為了在職場上獲得更好的人緣外型，或是只求悅己者容而已。希望藉由他們的整形故事與讀者分享，重新認識整形的定義與目的。

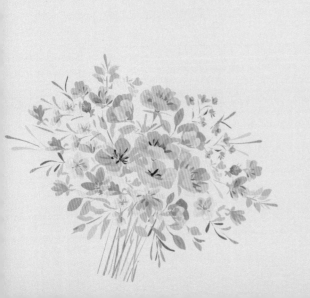

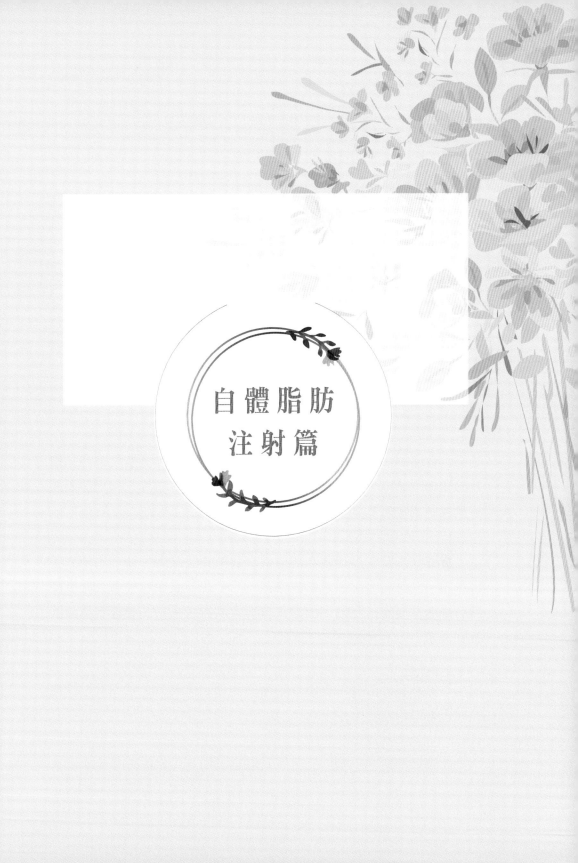

自體脂肪
注射篇

加拿大
飛來的春燕

「曹醫師，請你給我一張優雅、不老的臉孔。」這位來自加拿大的退休華僑女士，經好友推薦，藉由返台省親之際，來到診間面對我就訴說著她的渴望與需求。

看著她氣質脫俗但蒼老的外貌，我職業性又帶好奇地詢問她整容原因，竟然得到出乎意料的回應：「我想要長保在加拿大社交圈擁有樂活及高雅的生活，與給人喜樂感的志工生涯，需要有這樣的臉孔。」

看著診間外大廳坐著陪伴她來的一老一少男士，我不解地詢問為何不讓他們入內陪診？

此問話卻解開了她的話匣子，原來老的是與她離婚並且大她三

歲的丈夫，小的是她三十出頭的小兒子，兩人現皆需仰賴她的經濟資助。

她娓娓向我道出，早年為了看顧兩個在加拿大唸書的兒子，遠赴該地定居，補教名師的丈夫卻在台灣另結小三，她因深愛丈夫建議三人行，使丈夫能兩地皆有人關照，但小三卻堅拒，導致她與丈夫離婚收場。

但是，女人堅毅的性格在離婚後展現出來，她並沒有被擊倒，反而促使她發憤獨立自強，隨後展開一連串的自我精進計畫，首先充實內在前往加拿大唸大學以求英文精通，然後開店經商以求經濟自立，並活躍於社交圈以求生活豁達廣結善緣。年前退休後在加拿大社區擔任志工，如今做一個公益樂活人。

因為社交需求，以及志工要給人帶來快樂，並且期盼未來到死之日都要給人優雅、不老、美美的印象感受，所以要求自我將又老又醜的外貌全面更新，期能把最美好的一面呈現在大家眼前。

人生的緣份很難預測！

前夫數年前與小三分手，退休後經濟狀況不佳，現在後悔又回來與她同住，令我感觸良多。

加拿大，是我年輕時因長庚醫院羅慧夫院長提拔，遠赴加拿大及美國兩國深造，擔任整形外科臨床研究員的首站國家，也是那塊

魂縈夢迴、永難忘懷的豪情壯志所在地。

　　三十多年後，由該處捎來整形回春訪客，經我上週為她施行全臉自體脂肪注射，術後亮麗拉回青春的臉龐，兩景相碰牽動出我過往一幕幕的年輕思緒，猶如那飛來的春燕！

少即是多

「我回到二八年華了！曹醫師，謝謝你。」年近七十歲，身材嬌小的她，昨天來診所接受自體脂肪全臉注射，術後攬鏡自照，與陪同她前來大她八歲左右的老丈夫，看著她原本頭小臉大的老人大鬆臉，術後變成頭大臉小、V型化的年輕瘦臉，不禁滿臉洋溢著喜悅的對我訴說著。

體重不到四十公斤，身高不到一百五十五公分體型嬌小的她，今早回來施行術後速癒療法時，又興奮的對我說著：前年與丈夫舉辦結婚四十周年紅寶石婚時，特別請婚紗公司特別為我打造袖珍型婚紗禮服，結果嬌小玲瓏一炮而紅，人人稱羨，為婚紗公司打響知名度。

她開心的繼續向我分享說，去年到專櫃鞋店訂製特小號高跟

鞋，因造型嬌小可愛，眾人讚嘆，也為該專櫃拓展出許多客源。今天我的大餅臉變成小 V 臉，年輕了那麼多歲，我很有成就感的想告訴大家：「人小多好啊！」

「Less is More. 少即是多。」這句話，此時對她真是貼切的寫照！

使老人頭小臉大的臉形，經由全臉自體脂肪注射，立體性形塑出頭大臉小的年輕、小孩臉形，是目前非常風行討喜的手術項目，又能同時賺到身材苗條，也是我常被要求施行的臉形年輕化手術，在這位嬌小的女士身上，卻另外突顯出「少即是多」的人生哲理！

成功的美容整形，不僅使愛美者獲得成就感，醫者亦是！

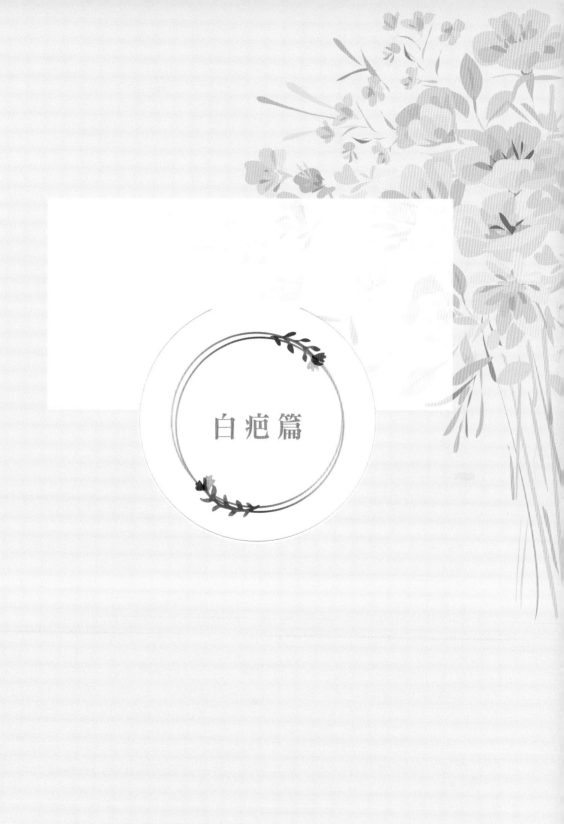

白疤篇

親情疏離的
懊悔白疤

「曹醫師，求求你務必去掉我手臂上這兩條白疤！」

這位年紀輕輕才三十多歲的林小姐，特地從新北市專程南下求診，當我一進入診室，她明亮的雙眸以充滿期待與希望的眼神看著我，迫不及待地向我訴說著她的請求。

長相清秀，卻一臉哀怨的她，娓娓道出那不堪回首的往事。

林小姐從小就備受父母親呵護，身上任何傷痛疾病，父母親都無微不至且不計代價地醫治，不留任何痕跡。

但在三年前，因母親極力反對她與所愛的男友交往，她一氣之下拿刀割手臂自殺抗議，雖經急救脫險，但傷口痊癒後形成兩道白

疤，彷彿痛苦的烙印般伴隨著她到現在。從此之後，母親對女兒的親情及心態，已因痛心而疏離，對其白疤也不聞不問，被嚇走的男友也如空氣般消失。

在親情與愛情均遠離她後，林小姐在懊悔之餘，毅然而然痛下決心想去除這兩道白疤，以抹平烙印在心靈深處的傷痛，期盼失去愛情後，至少還能重挽親情。

但遍訪北部名醫，卻驚覺無人也無法可醫治此條狀白疤，醫師們都只勸她接受或化妝掩蓋。她實在不甘心就讓白疤伴隨一生，經上網搜尋，才找到這裡。她並告訴我，一定要不計代價，不管多少次手術醫治，都希望消除此白疤烙印，以求重獲親情與新生。

所幸小兵立大功！我把病患自身的皮膚切成顯微色素皮粒，以手術植入於白疤處，待植入之皮膚色素細胞於三至六個月後慢慢長出色素，就可使白疤重獲皮膚色素，而逐漸看不出白色。此讓林小姐手術後白疤終於看不見，對自己的人生重新燃起希望。

使外觀看不出白疤的「白疤顏色再生術」，是我過去數項創新手術中，較「小號」的創新技術，以致在研發及治療十多年後，二〇一七年於醫學會發表推出，意外卻造成轟動及立功。

他人眼中不起眼的白疤，在當事人的心中卻是重大的傷痕灼印！若不去除將無法跨越過去，獲得重生得以面對未來。

　　如今幫病患消除白疤，看到患者重展歡顏，我心中的成就感不可言喻。今藉由「白疤顏色再生術」的論文發表後，相信全世界會有更多需要的患者受惠，達到助人最樂的目的。

發洩悲憤的
白疤

「我的未來完了！」當醫師宣佈她的兩側卵巢長滿腫瘤而必須全部切除卵巢時，才三十五歲又未婚的她，竟在悲痛中，以刀割手腕來發洩她心中的無助。

這位前來求診的輕熟女已經論及婚嫁的男友，在她卵巢切除後，以無後為大當藉口，狠心離她而去時，她竟然以第二次割腕來宣洩心中的憤怒，再一次的烙印把她打入人生痛苦的深淵中，完全無法自拔。

事隔五年後，她在感情的波瀾逐漸平息後，情緒也逐漸穩定，因此想重展未來人生。並且受到高雄市長「韓流」的影響，及獲得相關白疤資訊，由台北南下來到火紅的高雄，如今坐在診間向我求助著。

在我的醫治經驗中，大多數國內外割腕病人皆因感情因素自殺，造成事後悔恨的白疤，透過網路找尋到本診所求助。**這位特殊個案猶如白色牛群中突出的紫牛，突顯出白疤治療的新領域，也為「整形整心」增添它的世說新語新頁。**

又見
南漂病人

　　聖誕節上午，診所手術枱上躺著的病人，經詢問得知又是從北部地區南下的「南漂者」，這已是近日來第七位南漂者。

　　我問她是否為韓流粉絲？是否因搭上韓國瑜市長就職典禮熱潮，今天順道前來就醫者？結果答案竟然是否定，她是專程前來治療，只是與市長就職日巧合而已。

　　白疤顏色再生術即顯微色素皮粒植入術，使白疤不再被看得見，可徹底擺脫過去不堪回首心事的獨創手術，真是吸引無數南漂病人的利器。其實不只北部病人，遠從美、日、韓、新加坡、香港、大陸的病人，這一兩年來已陸續漂向高雄求治，成為高雄醫療觀光的新亮點。

白疤顏色再生術，除可整形、整心外，竟然搭上南漂高雄熱潮，
開創出另類醫療觀光與振興經濟的新機運！

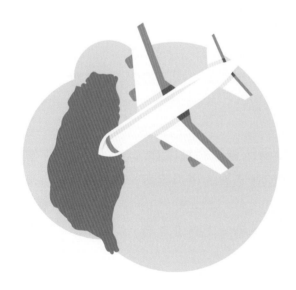

韓國白疤
台灣除

小杏・電子業

　　我是韓國人，因為眼睛很小，幾年前在韓國作了雙眼皮手術，在醫師的建議下也一起做了開眼頭手術，結果做完之後很不滿意，覺得術後的眼睛不是很自然，最糟糕的是眼頭留下了很明顯的白色疤痕，後續為了除去眼頭的白疤，做了很多的雷射，並沒有任何改善，讓我很懊惱。

　　直到在韓國有位醫師朋友告訴我，只有台灣的曹賜斌醫師有獨創去除白疤方法，因此我立即飛到台灣找曹醫師求救。我當時就想一定要趕快去台灣找曹醫師，所以立即上網 Google 搜尋白疤，第一位即出現曹賜斌整形外科，隨即拿起電話跨國先預約門診，一到台灣我立馬坐計程車直奔高雄曹賜斌整形外科診所，在曹醫師細心且詳細的解說之下，安排我隔天做白疤顏色再生術手術。

　　門診時曹醫生問我為何知道找他？我告訴曹醫師說，我的韓國醫師告訴我，你要除眼頭上的白色疤痕，一定要找台灣的曹賜斌醫師，還說台灣整形外科醫師的技術是一級棒的！

　　當時曹醫師好驚訝地回說：「真的嗎？」其實我知道當時曹醫師很開心因為我相信他，且跨海來台找他做手術。

　　手術當天，在護理人員的帶領下，拍照、換衣服、進開刀房，曹醫師術前親切的問候及手術過程每一步驟的解釋，讓我對原本怕痛、緊張的心情，完全放輕鬆。隔天回診看傷口，醫師說我的傷口照顧得很好。現在三個月過去我的白疤幾乎完全不見了，回韓國時我特地謝謝轉介我的韓國醫師朋友，告訴他解決了我心裡的問題，謝謝台灣曹賜斌整形外科診所讓我白疤消失！並寫這封信感謝一級棒的曹賜斌醫師，有你真好！

改頭換面

小美・服務業

因為小時候的一場意外，使我臉上留下好大疤痕，如蜿蜒盤踞在臉上的可怕怪物，時間久了，從原本的紅色，到色素沉澱再慢慢轉為白色的疤，我雖然盡量讓頭髮遮著半邊臉，但疤從右眼扭曲斜下到臉部無法全遮，心裏的難受及自卑與日俱增。雖然爸媽費盡心力，卻無任何醫院及醫生有辦法治癒白疤。

在每一個階段的求學過程，只要是見過一、二次面的同學、師長要不是關心詢問我是如何受傷？不然就是眼光閃躲不想看我的臉。

長期以來我極不願和陌生人相處，甚至不想去人多的場所，臉上白疤已經是我和爸媽的痛，痛到連親戚都不想來往的地步。我在爸媽面前努力假裝沒事，但大家都心裡如巨石壓頂，喘不過氣來。

　　記得當我專科畢業時投了很多履歷，但面試時都對我說我很好、要我回家等通知，最後卻全無音訊或告訴我沒錄取，後來好不容易被一家食品工廠錄取，我的主管對我說，臉不可用頭髮遮住，必須把頭髮束好，我承受不了就自動離職，心裡對臉上的白疤更是厭惡。

　　在家躲了二個月後，心裡想著，我不願意當個無用的人，勇敢地繼續找工作，面試前做了很多準備，從注重自己身材開始，從頭髮到化妝，希望正式上班後也可以給留下好的形象。

　　後來幸運的找到現在的公司，我的老闆本身有小兒麻痺，他願意幫助也了解身心障礙的我，我唯有更賣力的工作好報答老闆。但我臉上的疤是我最困擾的，試過好多遮瑕膏、粉底液，或許可以多少修飾，但仍是明顯，且卸完妝後還是得面對真實的自己。工作後雖然不似學生時期的彆扭個性，也是無法開朗的和同事打成一片，有位男同事對我甚好，但我不敢心存妄想，也斷了談戀愛的心，想這輩子就孤獨自己過算了。

　　最近有位女同事興奮的告訴我，她在臉書上看到高雄有間曹賜斌整形外科提供去除白疤的手術，要我去諮詢，我聽了躍躍欲試，重新燃起對生命的希望，但內心還是不敢相信，有這種技術嗎？

　　後來我還是大膽的前往一探究竟，並且帶著爸媽當我的軍師，經由爸媽陪伴聽了醫師解說後，了解白疤顏色再生術，是一項非常獨特且專精的手術，當天就決定與排定了手術時間。

術後半年自己驚喜不已！

做夢也沒想到我的臉能和正常人一樣，手術前我是半信半疑的，心想就冒險一試，爸媽也鼓勵我一定要試試。

真的很謝謝曹醫師的妙手回春，感謝爸媽長期以來對我的包容和支持陪伴，今年我也交到了男朋友，如今整個心裡都是喜悅和感恩，我能明顯的感到自己的改變，好像以前的不是我，真的如新生的小孩般是個重生的人。

為了感謝曹院長，診所的美醫管理師問我能否分享心路歷程時，我一口答應，希望更多的人能得到幫助，像我一樣改頭換面。

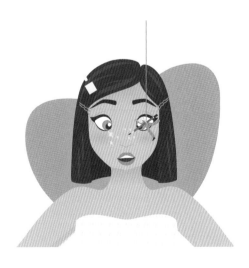

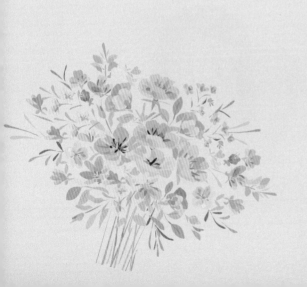

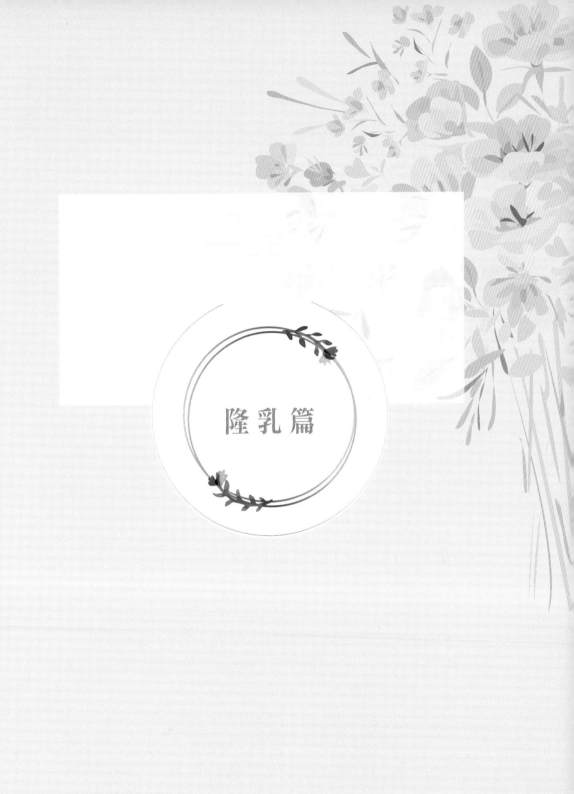

隆乳篇

決定
自己的胸器

美芳・服務業

　　我的大學同學小魚長得很漂亮，身高一百六十九公分，是個長腿辣妹，一起上學時就經常告訴我，她將來要當模特兒。

　　畢業後她如願當上外拍模特兒，她因為家族遺傳，老覺得自己胸部太小，這讓她當模特兒時感到自卑，她上網找偏方來使用，但長期使用下來，胸部並沒什麼太大的變化，一樣平坦如昔。

　　她告訴我，當需要走秀展示時，她胸小常撐不起衣服來，加上同行的競爭壓力之下，讓她覺得很難過越來越自卑，但又非常喜愛這份工作捨不得離開。

　　她受不了壓力和我們這些同學吐露心聲，我有一位同學推薦她去曹賜斌整形外科診所。她當然想徹底改變，我當時請假陪她去看

診，發現美醫管理師的服務態度很好，診所環境優美舒適，詳細的解説術前術後的作業，讓我在旁邊也聽得相當清楚明白。

　　緊接著又與曹賜斌院長討論她的狀況，曹院長很細心地講解手術的方法，並告訴她知道可以選用自己的脂肪注射以補充胸部大小，且很詳細地講解手術過程和術後的照顧，讓她很放心決定同意做手術。

　　手術也是我陪她一起去的，一開完我也嚇一跳，看起來真的相當神奇！

　　豐富、柔軟、無刀口的胸部，真讓我嘆為觀止！

　　術後她當然很滿意，現在她的事業非常順利，也有接不完的工作，不用再煩惱衣服撐不起來的問題，長腿也更細緻修長，她非常感謝曹賜斌整形外科診所解決了她的切身煩惱。

　　今年她改在台北工作，還要我過年前送水果禮盒到診所答謝，讓她有嶄新的人生，迎向生命的另一個春天！

Story 09

送給自己的
結婚禮物

妮可・金融業

　　我今天參加好友安的婚禮，看著她穿著禮服身材曼妙、深 V 剪裁半露酥胸，令所有來賓讚嘆不已，也讓我們這群閨蜜羨慕。我們是師大英文系的同學，畢業後各奔西東，她一直任教於某著名高中，平常穿著保守，要不是婚禮我們肯定看不到她的凹凸有致身材，坐我旁邊的小貓問我，她原本偏瘦且平胸，是不是去隆乳了？還問我妳倆感情好，她和前夫是因何離婚的？

　　我陷入回憶不免心生憐惜，也替安感到高興。安在學校功課甚好，人緣也很好，畢業後因我倆授課學校都在附近，因此她的生命歷程我都參與其中。

　　她任職三年後，和她前夫結婚，但不到一年就離婚了。原因是先生嫌棄她胸部太小、說不夠女人味，諷刺的是外遇對象還真是個

大奶妹。她原本就自卑自己的身材，這下子因先生的外遇加上諷刺她的殘酷語言，更是雪上加霜，我陪她看了二年的心理醫生，到了第三年才走出憂鬱症的陰霾。

心理醫生在後續治療時說，如果擁有一對傲人雙峰能讓她快樂、產生自信，就應勇敢去隆乳。她後來決定給送給自己這個禮物，鼓起勇氣要我陪她去整形外科諮詢隆乳手術，曹醫師給予專業解說及建議後，她即決定接受手術。

手術效果非常成功，連我都心動想做了，我從她眼中看出她的喜悅和煥然一新的自信。

一年後安遇到她現在的先生，對方是美國人，派駐在台灣工作，婚前她坦誠告訴先生去隆乳的事，開明的先生接納了此事。如今看著小倆口如膠似漆，讓我為她感到歡喜不已。

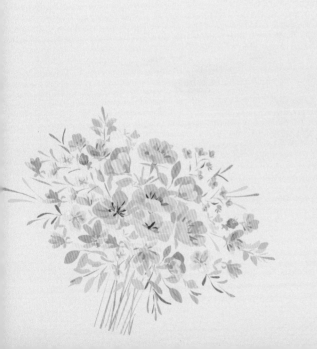

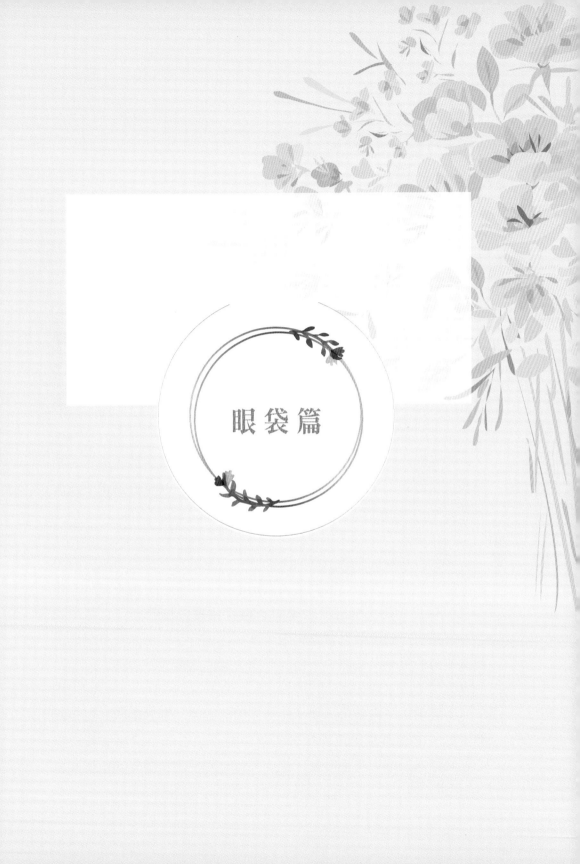

眼袋篇

Story 10

割眼袋
有洋蔥

　　一名年約六十歲的中年婦人，進入診間坐定後，即告知我要割眼袋。我診視其眼袋症狀與程度，中等程度，符合年齡需求，且無異常狀況，有治療的正當性。

　　當我詢問為何想要治療的原因時，只見她突然悲從中來，淚如雨下的道出心中委曲。因為丈夫大她七歲，夫妻恩愛數十年，三年前丈夫罹患胃癌，歷經某醫學中心施行機器人協助進行之癌切除術。術後一年癌復發且蔓延開來，該院再施行手術切除復發病灶，現做接續的化療及電療中，醫師並通告家屬病情並不樂觀。

　　半年前丈夫突然告訴她，要她去割除眼袋，要她將因為日夜照顧老公，導致操勞過度而衍生的眼袋能予以去除，以補償其歉疚心。她原本拒絕認為不需要，但丈夫卻一再提出希望老婆能還原成

原本美麗的面貌。

　　一個月前，她突然轉念，認為與其持續以悲情老臉照顧丈夫，不如整形變臉，以亮麗臉龐與因而塑造出正向心境面對丈夫，或許也可因此提振丈夫士氣，催化其求生意念而擊敗癌魔，白首偕老。

　　昨天手術後一週回診，狀況相當良好，她高興訴說著丈夫稱讚她術後年輕十歲左右，夫妻倆心情愉悅相互慶祝，心中又對未來燃起無限希望。

　　整形真是處處有賺人熱淚的洋蔥！

Story 11

愛子心切

靜雯 ・ 診所美醫管理師

　　在一個忙碌的午後，未到開診時間，我正準備著醫師看診前的準備事項，一位看上去年約六十的陳小姐（後來得知她實際年齡才四十多歲），她沒預約即前來求診，當下我覺察她有點急迫，因為她在還沒諮詢和未看診前就先詢問我是否可排手術的日期，看她眼神充滿焦慮與無助，我小心翼翼的詢問她想做什麼手術，請她喝茶先坐下來，先穩定她的情緒。

　　在諮詢下她説出急迫手術原因，原來陳小姐結婚十多年都很難懷孕，好不容易於人工受孕下，在四十歲產下二子，產後她要一邊照顧孩子，一邊又忙於考職業證照，蠟燭二頭燒下，不知不覺中比同齡人蒼老許多，但心想著等孩子再長大些，時間多些時才來想辦法改善或保養老態，但也因忙碌而遲遲沒有付出行動。

　　直到最近到幼稚園接孩子，新來的幼稚園老師卻誤以為她是兒子的奶奶。參加兒子幼稚園活動時，也一直被其他家長誤認為是奶奶，這讓她非常難過，而兒子回家後也問她說為什麼她比同學的媽媽們老，同學也取笑他說：「你媽咪好老。」

　　她聽了難過也傷心，在愛子心切下，決心要來好好改頭換面。

　　她懇求曹院長幫她變年輕，經過院長評估，做了全臉自體脂肪填補，和去除眼袋手術。

　　在術後一個月後回診，陳小姐握著院長的手，看她喜顏逐開我也替她高興，她說：周圍每個人看見她，都直說她變年輕了！

　　原本反對她手術的老公也覺得她手術後很有朝氣，老態不見了，直呼像換了老婆。現在去學校接孩子，都不需用口罩遮掩，她非常開心的說好像回到婚前的美貌，非常感謝曹院長給了她全新的面貌與人生。

九十歲整形

秀華・公務員

　　我爸爸在八十歲時要我幫他找整形外科醫師，去掉他的大眼袋，我開玩笑説：您是想交女朋友嗎？幹嘛在乎是否有眼袋？

　　爸爸笑著回答我，娶一個就怕了，哪敢再來一次。我心裡感慨萬千，媽媽去逝將近二十年，她在世時給我們帶來的麻煩還真多。

　　記得我自懂事以來，媽媽經常不在家。常常丟下我們三個孩子忘了為人母的責任，父親不得不提早退伍，父親是當年十萬青年十萬兵隨著蔣中正總統來台的，他年輕時英俊挺拔身高一百八十多公分，看著他著軍裝的照片簡直是帥爆了，也難怪他八十歲還要我帶他去做眼袋。但是我還是當他在開玩笑，完全置之不理。

　　在這十多年來，他也説了幾次但我全然不予理會。直到有次跟

同事聊天，談起爸爸想要做眼袋的事情，同事告訴我應該要滿足爸爸的渴望，應該帶他去問問專業醫師，看看九十歲高齡的老父親能不能動刀。

為了慎重起見，多方詢問後找到了國際知名的整形外科權威醫師曹賜斌院長。還記得當天我帶他去曹賜斌院長診所時，爸爸穿了新的 Nike 球鞋和新的衣服，非常慎重地還戴了他喜愛的帽子。我在爸爸的旁邊看著他雖然九十歲高齡，但是背脊挺直、謙恭有理的和曹院長對話，心裡也感到無限的驕傲。

看診的時候曹院長耐心地跟爸爸聊天，問起爸爸為什麼想要去除眼袋？爸爸説，自從離開大陸後，老想著在他有生之年，回去看一看留在大陸故鄉的弟弟，因為想給弟弟好印象、不想老態龍鍾的面對故鄉的親人，所以想要把眼袋給去除。

再加上他常常去郵局或者銀行辦事時，服務人員都嫌他老，總是退避三舍的樣子，讓他非常難過，所以想把自己弄得年輕一點，不要嚇到別人。

在去除眼袋成功後，曹院長也接續幫爸爸把臉上的老人斑通通去除，我當下很高興，覺得帶爸爸來做整形的決定是對的，爸爸現在看起來年輕了十五歲左右，光是看到爸爸的笑顏，就非常的值得。

爸爸還開玩笑説：鐘樓怪人改造成功！

爸爸還說要給我錢，讓我也來做去除眼袋，因為是他遺傳給我的，所以他要幫我付錢。

我自己收入不斐，高興的是近六十歲了，還有個這麼疼愛我的父親，透過這次的手術我覺得爸爸整個精氣神充滿活力，整個人都喜氣洋洋起來。

感謝上帝！感謝曹院長對爸爸的耐心和高超的技術。

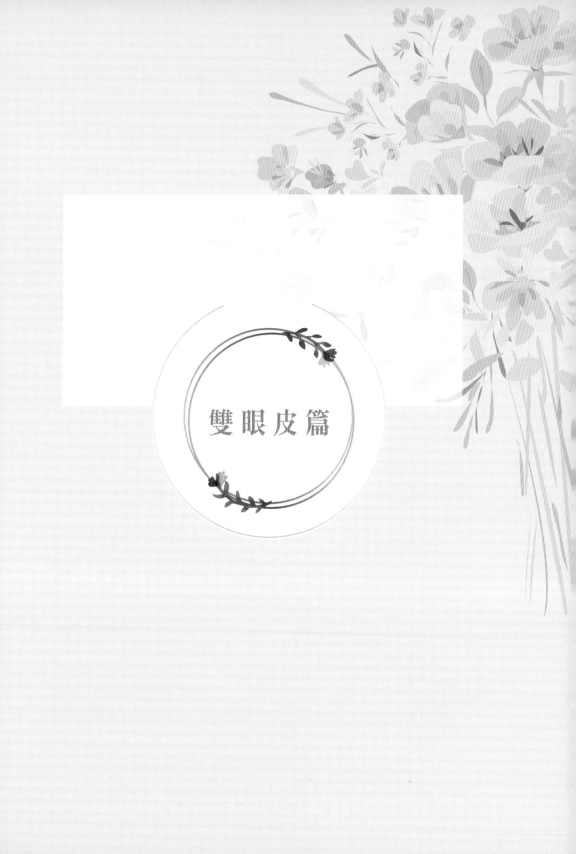

雙眼皮篇

我也想要
像洋娃娃的眼睛

小慧 · 護士

今天收到台中寄來的太陽餅，是台中的崔小姐寄來給院長和我們吃的，她從小就一直很嚮往有雙水汪汪的大眼睛。

她在家中排行老大，另有兩位弟弟，從小一直覺得爸媽不公平，總是把兩個弟弟的眼睛生得很是漂亮，雙眼皮很明顯，眼睛亮晶晶，唯獨就崔小姐是遺傳到爸爸的單眼皮，心裡很討厭自己的小眼睛。

愛漂亮是女人的天性！

當然她一直有一個夢想，就是要去開刀，做個像媽媽那樣美麗的雙眼皮。

　　後來經同學介紹她去個大連鎖醫美診所開雙眼皮，悲慘的是，她手術結果失敗了，原本雖說是單眼皮，但還很順眼，開了刀後成兩眼不一樣外，還十分不正常的怪異，眼頭線條呈現三角形，到眼尾的雙眼皮弧度也很不自然，比開刀前更是難看。

　　她說自己真是生不如死，每天看鏡中的臉就覺人生毫無意義，後來又加開一次，但一樣很不自然，她只好戴著眼鏡，老怕人家看她的眼睛。

　　這場惡夢終於在找到曹院長後結束！

　　會來到曹賜斌整形外科診所，是在一個聚會下認識個新朋友，她覺得對方的眼睛很美麗動人，在好奇心驅使下詢問後，才知道對方的眼睛是割出來的，於是就詢問對方在哪裡割雙眼皮，才得知這家曹賜斌整形外科診所。

　　上網找了資料，做了電話預約，滿心歡喜的來到此診所看診。曹醫師很仔細的看她的眼睛後細心的回答崔小姐每一個問題，也告訴她將如何幫她做雙眼皮修正手術。

　　我看著崔小姐從惶恐不安到大大鬆口氣的樣子，推測是她經過二次的失敗手術，反應當然會害怕不已。然而失敗後重做手術的困難度比較高，很多醫生不想作這種手術，通常會建議對方回去找之前幫她手術的醫生收尾。

　　曹院長的技術真的沒話說，崔小姐術後腫消及拆線後的驚喜，讓我也替她高興！她的雙眼皮看起來很順很自然，崔小姐非常謝謝曹醫師幫她修正了一個美麗又動人的雙眼皮，整個眼睛都炯炯有神會說話，手術後崔小姐告訴我們她找到了新的工作，現在也過得很快樂，我們也一起分享她再生的喜悅。

Story 14

重新擁有
勾人的雙眼皮

美如・會計

年輕時我的眼睛可是會勾人的！

我自認為全臉最漂亮就是眼睛了，六、七年前在朋友推薦下，在台中一個私人場所（說是商請醫生來家中作手術），我的朋友做鼻子，我做雙眼皮，因為自己年紀大了眼皮下垂、我渴望變回年輕的電眼。

結果手術後，我變成大小眼，而且右眼雙眼皮還往上吊，眼睛看起來很是奇怪，後來探聽之下，才知道該醫師是醫美醫師，並非是正規的整形外科醫師，讓我每次照鏡子都好痛苦。

這幾年來，好多朋友看出我眼睛的怪異，也知道我的懊惱，很多朋友介紹我好多醫師，還有朋友的女兒在台北也是整形外科醫

師，但是台北、台中、嘉義，一路由北到南看了很多醫師，沒有醫生告訴我能完全改善。

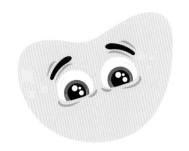

我也因為第一次手術時的慘痛後果，所以特別慎重選擇再次開刀的醫生，第一次手術的眼睛已經毀了，再開一次絕對不能更慘，只能成功，不許失敗。

今天回台中同學會時遇見同學，突然發現她變得很漂亮也很有精神，一問之下，才知道她去除眼袋還做了老化性眼皮整形手術，看著她術後漂亮、年輕的眼睛，馬上問她是在哪兒做的？同學回我：是高雄的曹賜斌整形外科診所！

我馬上跟她要電話，立即約了醫師的門診諮詢。後來到診所見了曹醫師，聽其細心的解說及評估之下，曹醫師說我這是因為之前手術時，眼皮的脂肪拿掉太多導致凹陷及疤痕粘黏所致。

我告訴曹醫師，之前很多間的醫師都說，是我的提眼瞼肌出現問題，眼睛才會看起來無神和吊吊的，在曹醫師獨特且專精的解說與診斷下，讓我重新燃起了希望，這也是我問過的醫師裡，讓我最信服、安心的解說，於是鼓起勇氣決定由曹醫師幫我手術，解決困擾已久的問題。現在過了六個月手術成效非常良好，思考再三，還是決定寫這篇文章與大家分享我的慘痛經驗，千萬不要找非正規軍的醫美雜牌軍動整形手術，免得懊悔終身。

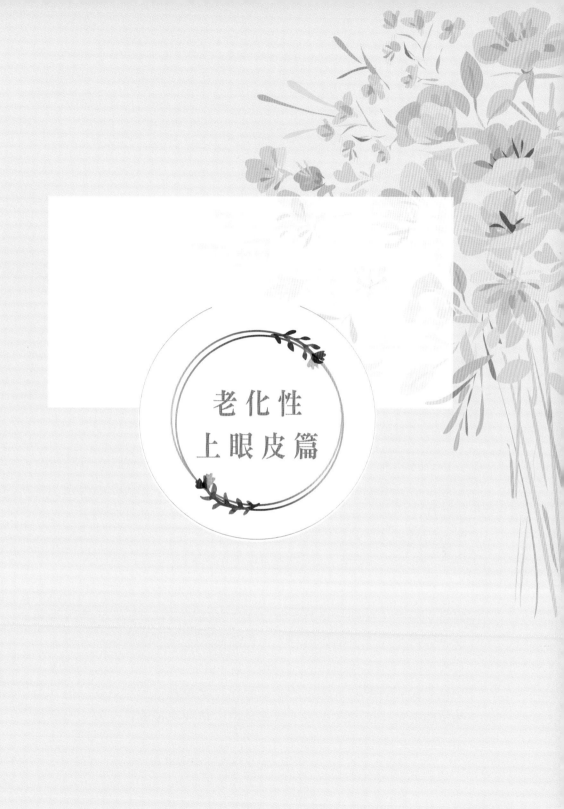

老化性
上眼皮篇

女企業主整形
另類整形故事

　　「請你幫我整形去除蒼老外貌，因我要在半年後的董座退休交接典禮上，顯現出長青不老面貌，使我創立的企業能旺盛再現，永續發展。」一位年近七旬於中部頗具公司規模某女性企業主，在診間直接明白地向我訴說她的需求。

　　經其陪同前來的友人補充說明，才知道這位女董座與其丈夫早年白手起家，共同打造其企業王國，但丈夫中年早逝，企業靠其獨撐，因積勞成疾且宿疾纏身，但對生命及工作的熱情毫不鬆懈。

　　女董座一手辛苦栽培的兒女現已留學歸國，預定近期接棒。為使接棒後公司能鴻運高照，永續發展，並在交接典禮上留下美好鏡頭，所以才專程南下求醫。

　　「男人整形是為職場長青，女人整形是為婚姻愛情。」此為現今一般男女整形之典型需求！

　　此一案例，卻突顯出另類整形可能，女男平等，即使是女性企業家，也同樣有職場使命的需求。

　　針對女董座的需求，我給予施行老化性眼皮整形，以及全臉自體脂肪注射等兩項臉部回春局部麻醉手術，術後看著她攬鏡自照，滿意的表情溢於言表，另類整形故事卻從心中驟然升起，盤據內心激盪不已！

　　術後她將暫住其友人高雄住所一周左右，並預計抽空南下墾丁旅遊，待瘀腫痊癒後才返回台中。此種由北至南的醫療觀光，是否也另類地符合政府主推的「南向政策」呢？我心中油然升起一份市民榮譽感，也算是為高雄醫療觀光產業盡一份心力！

Story 16

阿嬤整形
有洋蔥

「曹醫師，請幫我做眼皮整形。」我一進入診間坐定後，她立即開口這樣要求著。

依據我的職涯經驗判斷，這位婦人雖然年近八十歲但身體仍然康健，可承受局部麻醉手術衝擊；她的上眼皮是有老化下垂，呈現三角眼形，但下垂的眼皮尚未遮到眼球角膜，不會影響視力；我從她的裝扮看起來應該是純樸的長輩，不像是時髦摩登的女姓，但為何要做此手術？讓我感到十分好奇。

經我一問後，她突然眼眶泛紅流出淚水，哽咽的說：「我的小孫女嫌我看起來又老又醜不讓我抱，我一靠近她，她就嫌惡著跑開，指著我的眼睛說，阿嬤難看好怕怕！為了要抱孫女，我只好忍痛來求你了。」

　　含飴弄孫本是老人的天倫福份，卻有人需要透過整形才能擁有。小孫女天真直言的童言童語，帶給老人的到底是喜樂或悲情呢？我啞口無言以對。

　　「整形整心」這次又得到一個新註解：整的是別人的心，而不是自己的心！

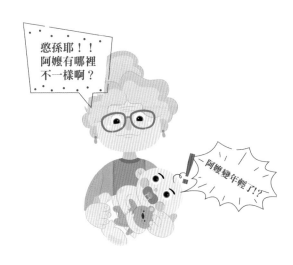

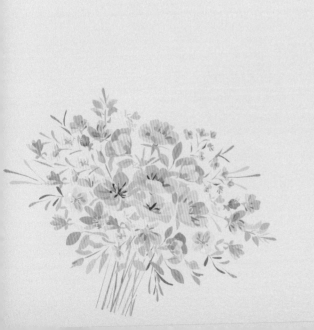

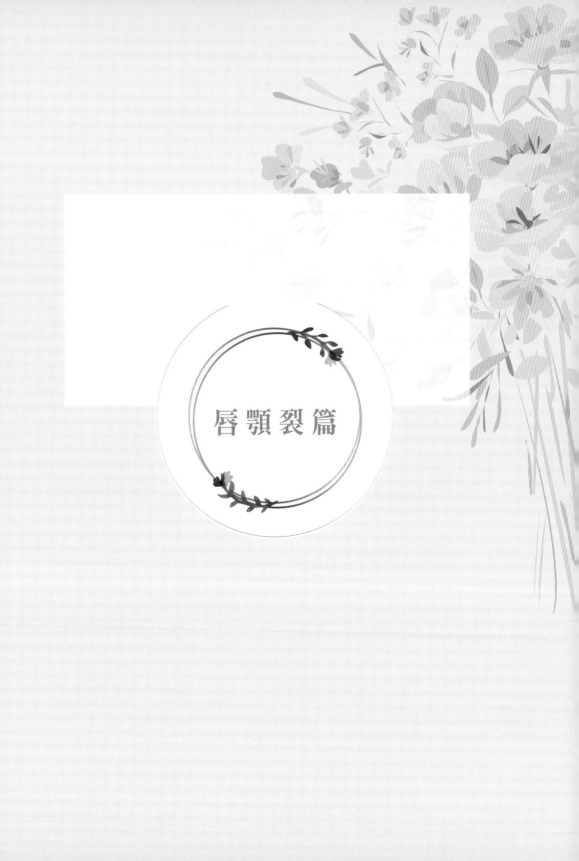

唇顎裂篇

唇裂整疤
母女情深記

「我不要打針，會很痛！」聲嘶力竭、淚如雨下的她，看著一起陪同前來診療的媽媽，向我一直抗拒著，完全不願意接受打消疤針，令我頓時苦惱不已。

一般小病童演出上述劇情，早已在門診司空見慣，但對一個已經二十三歲，已經在職場工作的女生而言，這樣的情景在農曆春節前夕的診間出現，並且延續十分鐘以上，卻是第一次看見，也令我大感意外。

即便我拿出可減輕注射疼痛一半以上，很多病患皆受惠讚賞的美國製震動按摩減痛棒，這是診所的注射減痛秘密武器，但她仍不為所動，更加哭嚎不止。我只好暫停診治，轉向拜託她身旁的媽媽，請協助安撫女兒激動的情緒。

　　記得一個多月前，她的男友陪她來看診，她是我以前在長庚任職的舊病患，經我診斷為先天性唇裂修補後之凸疤後遺症。她當初在出生三個月大時，我予以唇裂修補整形術治療，長大後形成上唇寬疤，再經我予以修疤術整治後，因她疤痕照顧不良，半年後出現凸疤之後遺症。此時有效的應對治療為予以施行二～三次消疤針——即類固醇注射，以求快速軟平凸疤。

　　當時我給予第一次注射治療時，她在男友面前雖有些猶豫，但很快即面不改色地平順接受。但如今在媽媽面前，反應卻大相逕庭！

　　十多分鐘後，她終於梨花淚止，在她媽媽緊握其雙手親情暖流中，靜靜地接受此注射治療，完成母女情深的感人一幕。

　　在大年初一，我陪著妻女來日本旅遊的野外賞景路上，看著與此女病患年齡相近的女兒背影，感受著當天中午時段我數次打噴涕時，平時對老父反應冷淡的女兒，突然關心起我的身體健康，腦海中暮然閃出除夕前這對母女情深的感人畫面，久久不止。

**　　在關鍵時刻，骨肉親情還是勝過男女愛情的。**

Story 18

快樂的一天

「曹醫師，這是我特別做的生魚片，感謝你幫我女兒圓她的夢。」

這位來自屏東某生魚片專賣店的老闆，今天上午帶著她年輕漂亮的女兒，以及他親手製作的黑鮪魚等生魚片組合大盒箱，出現在我的診間，向我道出他內心的感謝。

我喜出望外，成功的醫治，換得患者及家屬感恩的回饋，不就是醫者最大的成就感及欣喜嗎？

還記得三個月前，這位父親帶著他女兒來做術後三個月定期回診複檢時，不經意地詢問我是否喜歡吃生魚片？我不假思索地回應說「是」，而他告訴我，他是生魚片大盤商，生意很好。

　　我當時的回應只是表面性禮貌不想掃他的興而已，沒想到在手術後六個月，手術成效完全顯現的今天，他卻給了我這樣的驚喜！

　　六個月前，這個女兒接受以白疤顏色再生術抹除她唇裂修補後遺留的白疤，並以自體脂肪注射補齊她唇顎裂患側發育不良的臉及上唇，再以鼻矯正術挪正唇顎裂造成之鼻頭、鼻樑歪斜症等全盤性手術療法，希望能圓她多年來的顱顏整形夢，以恢復成正常人外觀，不被人查覺出患有唇顎裂症。

　　如今在診間望著她幾乎看不出唇顎裂徵象的臉及笑容時，我知道我成功地整治了她的心，也給了她無後顧之憂的未來，腦中驀然浮現出我的恩師羅慧夫院長的臉，心中則充滿著感恩情。

　　依循往例，診所同仁們在門診結束後，大家會歡欣享用病患所贈送之戰利品，今天則更分享了這對父女的感恩喜悅，整形真是助人為樂，利人利己啊！

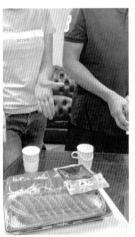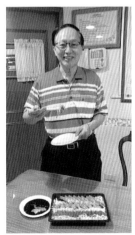

改變的機會

惠青・服務業

　　我一出生時就是兔唇寶寶，從很小就敏感的覺察他人看我的異樣眼光，我聽媽媽説小時候光餵奶每次就要用掉三個小時，在牙牙學語時更是無法清楚發音，我自己常常很急切的想表達心中的想法，但他人卻聽不懂我説的話，到後來我就越來越不想開口，心中也常充滿怨懟，為何他人都很正常我卻這樣，我好像不曾有過快樂的童年，而且所有的治療都讓我痛苦不堪。

　　聽媽媽説從我出生三個月後，就開始動過大大小小無數的刀，每次看到長庚醫院的大門，我就開始嚎啕大哭不肯進入。

　　記得初見曹賜斌醫師的第一印象，給我很帥又溫暖的感覺，他眼光帶笑的直視著我、就當我是正常的孩子一樣，開口的第一句話説：「辛苦了！妳是勇敢的女孩，感謝上帝讓妳生在台灣，有最好

的唇顎裂醫療團隊能幫助妳完全和別人一樣，媽媽也辛苦了。」

　　我當下受到極大的震撼，因為沒有任何人這樣告訴我，我也從沒想過我該感謝什麼，也忽略了媽媽長期陪伴的辛苦，只有抱怨和憤怒，我一時說不出話來，當年我十九歲是經歷超過五次以上的刀和無數次的語言練習，諮詢過後排美容性唇鼻整修，曹院長的這次手術讓我的外表完全看不出刀痕，就如我一出生就很正常般。

　　最後回診我問了院長，男生若知道我是唇顎裂患者，會遺棄我、不敢娶我嗎？

　　曹院長說了一句話，讓我有了敢愛人的勇氣，曹院長說：「以後妳會碰到喜歡妳的人，妳剛好可以測試他是不是真愛妳，若真愛妳，他會連妳的缺點都愛，何況妳現在比一般人漂亮。」

　　我現在結婚生了二個可愛的小孩，都沒有唇顎裂症，先生很愛我，我很幸福！謝謝曹院長，除了讓我的外觀改善外也讓我學會感恩，學會愛人與被愛的能力，今天是我結婚十週年，想到過去的歲月，藉由這篇文章感謝曹院長給我重生、改變的機會！

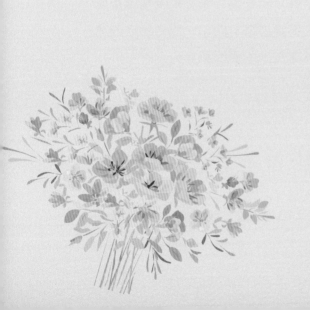

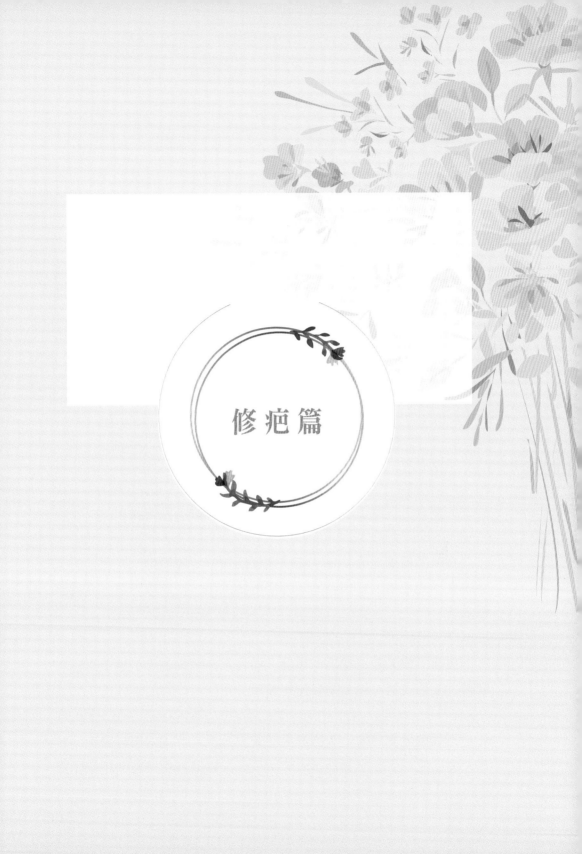

修疤篇

手術最佳止痛藥
情人的手

「打針會不會痛？」我詢問著。

「不會，只有三分痛而已。」女學生輕聲的回答我。

今早手術檯上的女學生笑著這樣回答我，陪同她一起進來的男朋友在手術檯邊，從頭到尾一直握著她的手，此時露出很有成就感的表情。

沒錯！情人若能在手術檯邊，握著手術患者的手，給予以共患難般的安慰支持，就會是最佳止痛藥！

不久前一對年逾七十的恩愛老夫妻，已在此開刀房見證過，當時太太含笑說手術全程都不會痛，今天又獲此案例確認，印證了實

踐是檢驗真理的最佳方式。

　　這位暑期大專院校職場實習生，在診所暑期實習即將結束之前，賺到了她的手術修疤福利。她的勇於爭取機會，使她的實習收穫，勝過也在此處實習的其他同學們。

　　而她的男友，在共患難見真情中，應該也賺得了美人心！

Story 21

因為信任
讓疤痕變不見

苡玲・美甲設計師

　　我約十年前在曹賜斌整形外科附近的美甲店當設計師，常有在該診所做完手術的客人前來做指甲美容，在與客人對話過程中得知曹院長的醫術高明，前來的客人對曹院長和副院長都讚譽有加，好評不斷！

　　當時我有個長期的困擾，就是脖子上有顆很大的痣，我聽久了就想找曹院長幫我去除。在治療過程中，雖是小問題，但院長很細心的清楚講解，原本緊張的我放下心中的石頭，很神奇的是，治療後一點疤痕的痕跡都沒有，我非常滿意這次的治療！

　　然而，近期我發生車禍，車禍造成的傷口留下又醜又凸的疤痕，這時馬上想到專業又細心的曹院長，雖然已經離開高雄十年，但還是約了曹院長的門診時間，就想要聽聽院長的建議。

　　當院長看到我臉上和手上的疤痕時，告訴我要如何照顧、如何按摩，這樣疤痕才不至增長、擴大。令我感受到曹醫師真的是一個很好的醫師，除了看診細心，也會很有耐心的教導我做照顧的方式，不管我的問題有多少，總是一一的回答我，也告訴我不要急著來做修疤的手術，等疤痕穩定、成熟時再來去除白疤。

　　等了半年，我才又請院長幫我做去除白疤的治療，現在已完全看不出車禍的痕跡，真的很感謝曹醫師，讓我皮膚恢復正常，還我青春美麗的外貌。

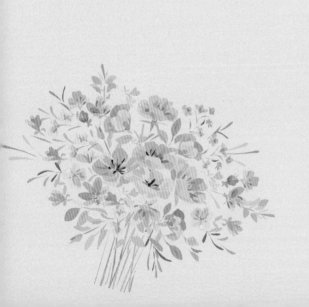

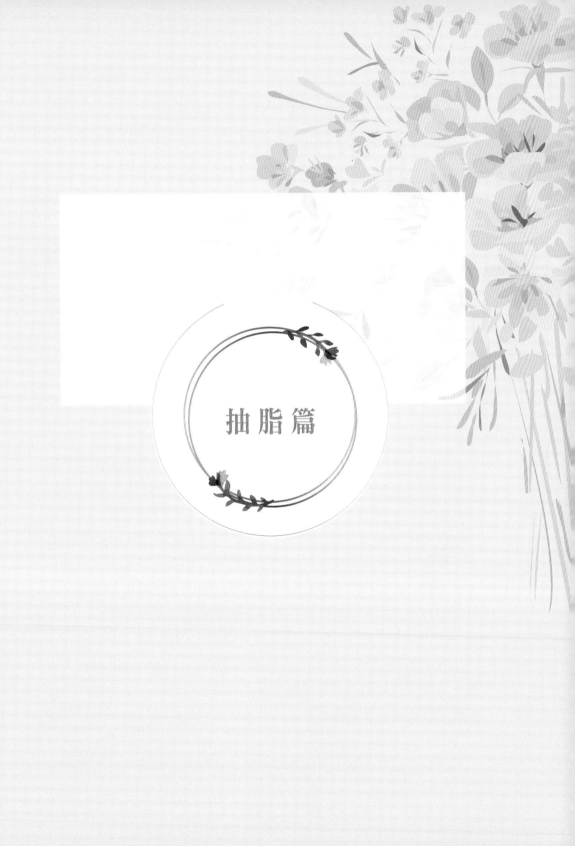

抽脂篇

Story 22

跟蝴蝶袖
說掰掰

詩文・餐飲業

　　我幼年時就是胖嘟嘟的，到現在都是微胖，多次減重都徒勞無功。

　　最困擾我的是：特別胖的手臂讓我穿衣服不但不舒服更是不便，明明可以穿的衣服，到手臂就是很緊，甚至穿不進去，即使穿上整個樣子也顯得熊腰虎背似的難看，讓我買衣服時非常苦惱，活到二十六歲，連無袖衣服都不敢穿，更遑論穿泳衣。

　　多次想抽脂來改善我的蝴蝶袖，但看網路抽脂的種種負面討論，念頭又被抽脂的風險驅散，就這樣徘徊在抽與不抽之間，又經過數年，這些年來我的減重又一直失敗，令我相當懊惱。

　　在一次的聚會裡，遇到兩年沒見面的琳琳，我發現她的體態變

得非常好看，說腰有腰，說臀有臀，手臂又瘦，看著她的身材真的很羨慕，讓我再度燃起瘦身的慾望，私下請問她訣竅，沒想到她說是因為去抽脂，再加上健身才有這樣的效果。

雖然她大力推薦「曹賜斌整形外科診所」，但我是太陽在巨蟹座、月亮在處女座的女生，個性比較謹慎小心，覺得多找些資訊比較安心，也就上網搜尋了她介紹的曹賜斌整形外科，看到他們的網站及評價，了解他們是專門的整形外科診所，而且已經營業多年口碑甚佳，但為了消除我的擔心，我還是特別找時間去諮詢，詳細了解整個抽脂過程。

掛了曹院長的門診，終於一睹盧山真面目後，讓我突然放下心中的巨石。他非常細心告訴我為了讓體表均勻，要在手臂隱密處做迷你切口，利用扇狀進出技巧進行抽脂，還用新式超高頻震動抽脂機，以增加脂肪抽取量，降低失血量，相對的手術時間也節省一半左右，因而可降低麻醉風險。

美醫管理師也告訴我麻醉方式，要用全身麻醉，手術時間約二個小時，術後在病房休息三～四小時，即可當天出院返家，不需住院。

手術之後的恢復期，要有「三二一」準則，也就是術後三週內，二十四小時應穿著束衣，以防瘀腫疼痛，一週內可能會有發炎、出血、腫脹之情形發生，因此要我不要做劇烈運動。

　　術後三天即可上班，一週後可恢復正常生活不受影響，我聽完後並做筆記以便遵守醫囑。曹醫師還說在一個月內即可達百分之八十的手術效果，二個月後可達百分之九十的手術效果，三個月後可達百分之百的手術效果！

　　我聽了詳細解說後非常放心，就訂下日期決定抽脂！

　　術後醒來，醫師護士很體貼細心的再告訴我術後照顧方式，術後恢復期間護理人員們也多次關心我是否有照醫囑確實執行，整個治療過程中，我只覺得術後一周的第一次按摩比較不適而已，但抽完脂的效果真是立馬見效。

　　現在我最開心的是，終於能穿無袖的衣服，連照鏡子都心生歡喜，也不再自閉老不想出門，我好像重生般對自己充滿信心，走向嶄新美好的未來！

我的鋼管舞

珍妮 · 舞蹈老師

我今年三十五歲,是專業鋼管舞老師。

但我在十年前,約二十五歲時還不會鋼管舞,我雖然身高有一百六十八公分,手腳長度比例也還好,但是我家遺傳男女都有個不成比例的身材——大腿和臀部特別粗壯。可是從小我就非常喜歡鋼管舞,十五歲第一次去學鋼管舞的時候,被嘲笑說我胖、屁股大、腿又粗、跳什麼鋼管舞,難看死了。

就連學習跳舞時,也感受到他人鄙視的眼光,沒多久我受不了他們的嘲諷,因而終止學習課程。

回想少女成長過程一直不敢穿長褲,更別說再去跳鋼管舞,當時連出門都怕,假日心裡很想和同學出去玩,但都害怕別人的眼光

而宅在家。

　　雖然長期都刻意減肥，但就只有瘦臉，大腿和臀部完全瘦不下來，回想以前那段日子真快要發瘋，整個人都困在自己的身材比例上，充滿憎恨心。當時還怪媽媽為何只有我遺傳她，姐姐都沒有這問題，我就是臭著臉，過著怨天尤人的日子，現在想起來真對不起媽媽。

　　二十五歲那年的農曆春節期間，小學同學琴子來我家拜訪，看到她我立即察覺到不同，她原來沒有腰身，我再一次細心觀察，發現她的細腰豐臀不像變瘦造成的，因為只有腰變細，但身體和臉蛋都維持豐滿樣貌。經我一再逼供下，她才笑著說，就算我不問，她也會告訴我，原來她到曹賜斌整形外科去作了抽脂術。

　　我請她過完年幫我預約，帶我去診所諮詢。我聽美醫管理師的介紹，以及院長門診的詳細解說後就決定做了抽脂。

　　我總共做了身體上、下兩次抽脂，也在診所做術後的療癒課程。發現術後的身材比例，比我想像中的更是妖嬈好看，接著我就去學跳早已渴望的鋼管舞。

　　不到三年我就把工作辭掉，成了專業鋼管舞老師，這個蛻變的過程對我自己來說是一百八十度大轉變，成為一個自信快樂的女人，旁邊的朋友們都說我越來越漂亮閃閃發光，後來也順利交了男朋友，結婚後現在有一對兒女，過著幸福美滿的日子。

　　五年前，為了感謝曹院長，在他診所舉辦週年慶時，我上台表演鋼管舞做為回報。診所美醫管理師請我寫出抽脂後心路歷經與大家分享，我一口就答應。

　　非常感謝曹院長，因為一個成功的抽脂竟可改變我的生命，成就我的夢想。

　　謝謝您！曹院長！

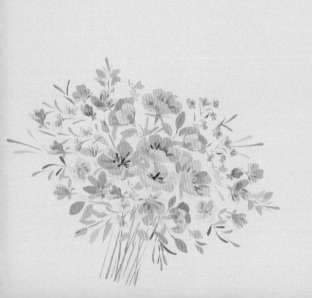

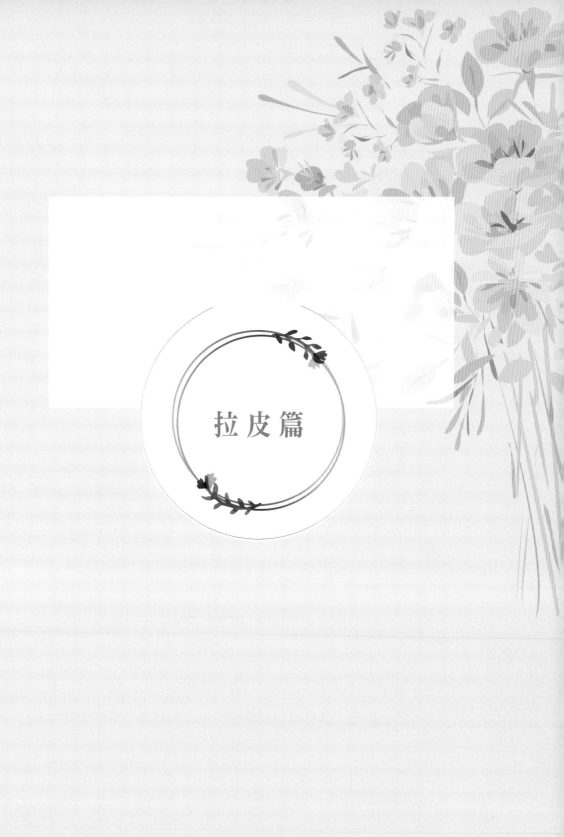

拉皮篇

Story 24

活得
美麗瀟灑自在

玉茹 · 美醫管理師

　　今天手術客人很特別，是兩位住在嘉義縣的男性好友相約而來，分別是六十七歲的阿輝與六十三歲的文哥，前者要做的是眼袋手術，後者要做的是眼袋合併老化性上眼皮整形手術。

　　遠住外縣市的他們，當時打電話來掛號時，我們就很好奇，一則是他們都是男士，二則能夠不透過網路資訊而知道來我們診所手術。後來門診時一聊之下才知道，是他們的七十三歲大姊同鄉力薦介紹而來。

　　手術當天有位大姊陪他們來，在恢復室等待的這位大姊，年齡看起來約五十多歲，個性健談爽朗，正細心照顧著手術剛做完的阿輝和文哥。

我詢問阿輝：「請問手術後，是由您太太幫您換藥嗎？」

阿輝說：「這不是我太太，這是大我六歲的同鄉大姊。」

聽到這裡，我大吃一驚，直言：「大姊？您大姊已經七十三歲？但這個外表完全不像啊！」

此時，這位大姊開心地說：「這都得感謝院長，我陸續給曹院長做過額頭拉皮術及眼皮、眼袋手術，現變得更年輕，大家都說我越老越年輕漂亮。阿輝和阿文也想變年輕，去年早就央求我帶他們來，我最近比較有空才拖到現在。」

阿輝接著說：「大姊現在外貌比我年輕，大家都說我比她老，我也想像大姊一樣變年輕，所以她就帶我來找曹院長。」

大約三十分鐘後，我再次進恢復室關心阿輝和阿文恢復後的狀況，阿輝已經睡著，大姊這時拉著我的手到診所大廳說：「其實我五十幾歲時，自己開美髮院，與客人閒聊之間得知，高雄長庚有一位整形醫師很有名，技術很好，於是透過朋友的介紹，就到高雄長庚找整形外科曹賜斌主任諮詢，與安排前額拉皮手術，術後效果甚佳，使我年輕了十歲左右。」

她又娓娓道出：「十多年前，我又來診所找曹醫師做『上眼皮老化下垂整形＋眼袋手術』，又使我年輕了五到十歲。」

　　「嚴格來說，我是您們曹醫師的忠實粉絲！因此要特別感謝曹醫師，多虧當初有他專業的評估與高超的手術，才讓已經七十多歲的我，總被誇獎只有五十歲！去年參加同學會時，看來看去，同學間我最年輕！同學都說：『妳怎麼都沒有老，簡直是我們的學妹！』」

　　大姊笑笑的跟我說：「我認為美容手術，越早做越好，可早早保固年輕美麗，女人可不能太懶，要認真的照顧自己的外表，我先生這輩子都只愛我一人，從不外遇的。」最後不忘叮嚀我，要趁早在沒變老時就開始保養自己的臉，不要到老時才找醫生整容。

　　我聽了覺得莞爾，倒好像我是客人她是美醫管理師，真是可愛的大姐。不過她說的倒是非常有遠見，我常常在與客人諮詢或閒聊時，會聽到客人說：

　　「到時候等到我有年紀了再做！」
　　「唉唷，我年紀還不到！」
　　「我現在還年輕，老了再說！」
　　「額頭提眉不是老人在做的手術？」……

　　這位姐姐（其實我應該稱呼她為阿姨的，她比我媽都大，但看起來只比我大姊大一點而已）分享間還掀開額頭的髮際，告訴我完全看不出來開過刀，我細心的觀察，還真找不到任何開刀過的痕跡，我心想院長真厲害！

　　她說她五十幾歲時做了額頭拉皮手術，六十歲之後再做眼皮老化下垂及眼袋手術，這樣從第一次找院長到現在轉眼已經是年過七十歲。

　　這麼多年來，朋友和顧客都忘了她的年齡，她繼續服務著客人不想退休，並爽朗的笑說：「院長讓她心也變年輕了！八十歲後還要繼續找院長讓自己年輕，過完年還要來找院長幫忙把脖子的老皮給弄掉。」

　　我聽完之後非常感動，這也是另一種「防杜老化」的正確選擇。

　　下班前和院長及同仁吃著大姐帶來的出名點心，心想她真是值得學習的現代女性標竿，努力工作認真維護自己的美貌，活得美麗且活得瀟灑自在！

整形為
逆齡營養品

「曹醫師，請你在幫我拉皮時，要找正規專業的麻醉科醫師幫我麻醉，我最在意整形安全。」「我不怕別人知道我整形，若別人問起，我就說我愛美啊！」

這位某上市公司董事長，近日於診間與我確認治療方案後，率直的對我這位老友訴求著他的要求。

「我們要維護健康，就要吃維他命；那我們要維護青春、美麗，就要整形。兩者皆像營養品，都有益人體，所以整形就像吃維他命般，是每個人都需要的！」這位董事長話匣子一開，侃侃而談地向我訴說著他對整形認知的哲學。

愛美無罪，整形有理！

　　整形已從過去的虛榮奢華，轉變為現今的明求需要及生活必需品。**「男人整形是為職場長青，女人整形是為婚姻愛情。」**這種現狀，甚至在某些國家，更進展到整形是有錢有閒身份代表的趨勢，無疑是超乎傳統世俗想像！

　　在此整形顯學的國際浪潮中，凸顯出「美容整形，安全第一」的重要性。

　　這是台灣美容外科醫學會對台灣社會及國際醫界的重要使命，也是眾多愛美者，如同這位董事長般，對我們學會的殷切期盼。讓我們一起來締造健康、青春、美麗的新世界！

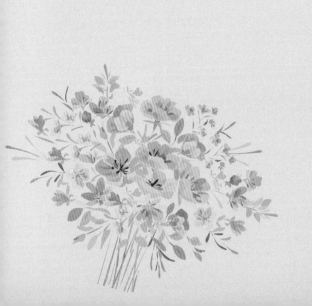

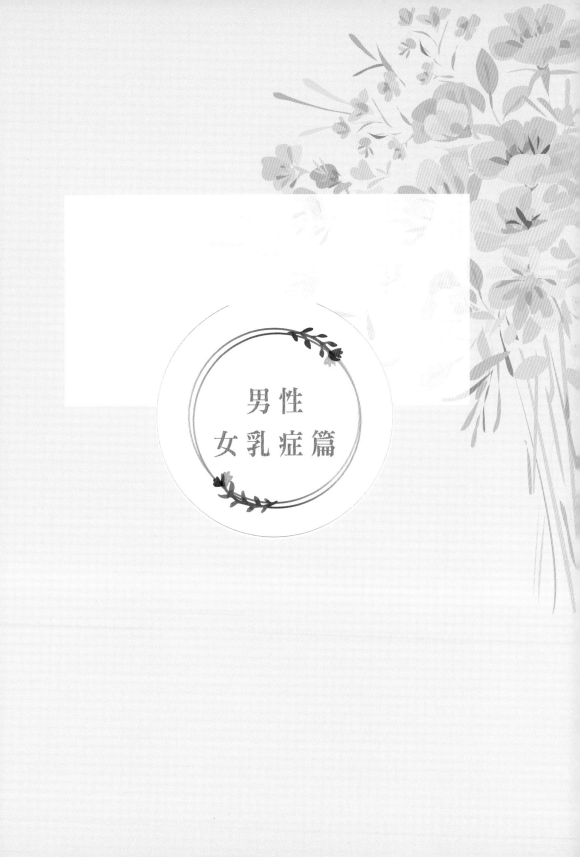

男性
女乳症篇

抬頭挺胸

傑生 · 電信業者

　　我自從國中後總是駝著背不敢抬頭挺胸，我雖然微胖，但胸部看起來像女孩子一樣特別隆起，有少數同學更是嘲笑我是人妖，或故意摸我撞我，這些都讓我痛苦萬分，也因為這樣讓我不敢在家裡或在朋友面前打赤膊，連夏天也不敢穿太薄的衣服，甚至要穿兩件上衣才安心、我無時無刻的害怕人們用異樣的眼光看我，少年時總胡思亂想，擔心我究竟是不是有病？或是我身上發生什麼事？

　　後來我不斷的上網查資料，找到幾家醫院，但都不敢前往，有次聽到女同事們私下聊天，說起她媽媽去曹賜斌整形外科手術效果非常滿意，我私下就請問這位女同事，問這家診所的電話和資訊。

　　我起初不敢前往診所，先加了診所官方的 line 詢問可否改善。線上護理人員仔細的回答我的問題，要我前往門診給曹院長看，當

看診的時間一天一天的接近，我越發緊張患得患失的擔心，是否有希望改善？終於等到了院長門診，抱著忐忑及期待的心，看到曹院長時，我坦然告訴他我多年來的困擾。

曹院長告訴我說：這是「男性女乳症」，是有些男性會有的問題，問題原因一是來自於肥胖，第二是本身的乳腺對女性荷爾蒙過於敏感，以致過於生產旺盛所造成，只需做個小手術就可以解決。

他也告訴我如何先將乳房外圍脂肪抽除、並在乳暈邊緣開個小刀口，再將皮下的乳腺組織切除，而未來會看不出來開刀的痕跡。還告訴我休息二天就可上班，聽到院長詳細專業且耐心的說明，當下我完全解除了心中的憂慮。

看診完我就毅然決然預約手術時間，手術採全身麻醉，過程完全不覺得痛、術後也沒不舒服感，手術後醫護人員拿鏡子給我，我看到的胸部整個縮水，像正常男人般的樣子，當下高興地眼淚無法控制的掉下，心中感慨萬千。

我休息二天就去上班，同事們也都不知我做了手術，旁邊的人都說我看起來不一樣，我也珍惜胸部術後如一般人正常，聽院長建議開始去運動也盡量挺著背脊，改善我長期駝背的姿勢。我珍惜現在的樣子，更認真努力的把原來彎腰駝背的習慣改變。

我是在二十五歲二月生日間開刀，九月期間同事邀約到屏東恆春海邊戲水，我以前因胸部關係從不敢去海邊，這是患有男性女乳

症後第一次有勇氣公開把上衣脫掉，也讓我重新有信心，像個男子漢般抬頭挺胸。

在幾次出遊後，我開始談戀愛，有女朋友的感覺真是美妙。感謝曹醫師及護理團隊，幫我改善困擾我許久的問題，讓我自覺是真正的男子漢，希望我這篇文章能幫助像之前的我一樣的男人。

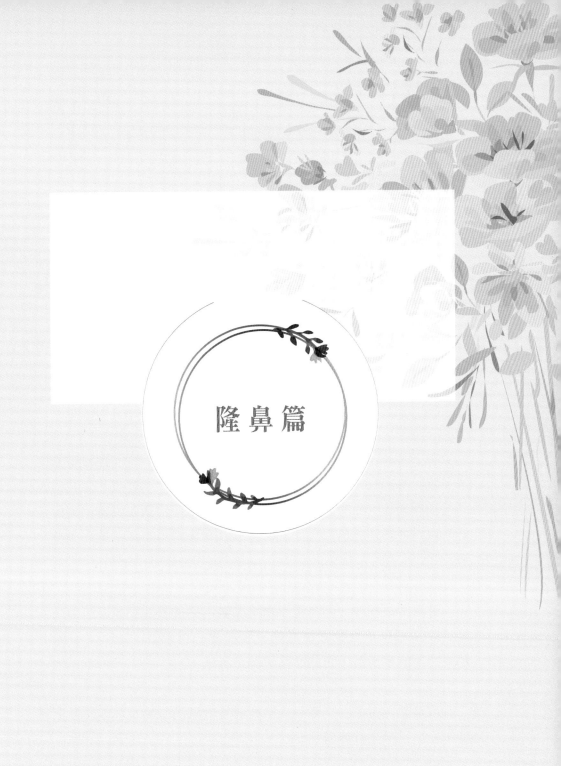

隆鼻篇

變 美 的 方 式

莉 莉 ・ 美 容 業

　　鼻子是臉上最立體的部位，而我很不幸，擁有一個塌陷的鼻子，讓我每次在拍照的時候，總覺得自己好像很不起眼，面孔也因而呈現扁扁的大餅臉狀。繼第一次雙眼皮手術改造我瞇瞇小眼的美好成效，使我建立信心，因此又跑去找曹醫師尋求鼻子美化改造之道。

　　曹醫師跟我說，因為鼻子塌陷問題，造成臉部立體及瘦臉感不足，建議可以嘗試做隆鼻手術。原本我心裡想說：蛤？又要躺上那冷冰冰的手術台，讓我心裡又開始緊張！

　　可是因為有了上次雙眼皮手術成功的誘因，這次我很快就下決定，把自己再交給曹醫師一次。

　　手術當天其實自己還是很緊張，雖然已經有開過一次刀的經驗，可是心裡還是怕怕的。所幸曹醫師走過來拍拍我的肩笑著説：「放心，這次我會讓妳的美麗再次 up、up，妳手術後又會愛上鏡子裡的自己。」聽到曹醫師滿滿輕鬆又帶著自信的語氣，我心裡的大石頭總算是放下了。

　　術後發現，曹醫師真的沒騙我，現在我真的覺得自己的五官變得更漂亮，臉也變小，拍起照來更立體，身邊的朋友也常常會偷偷問我變美的方式，我很慶幸我選對醫師，他給我兩次重生的機會！

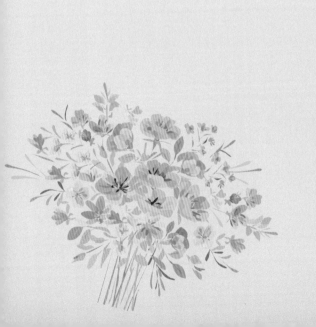

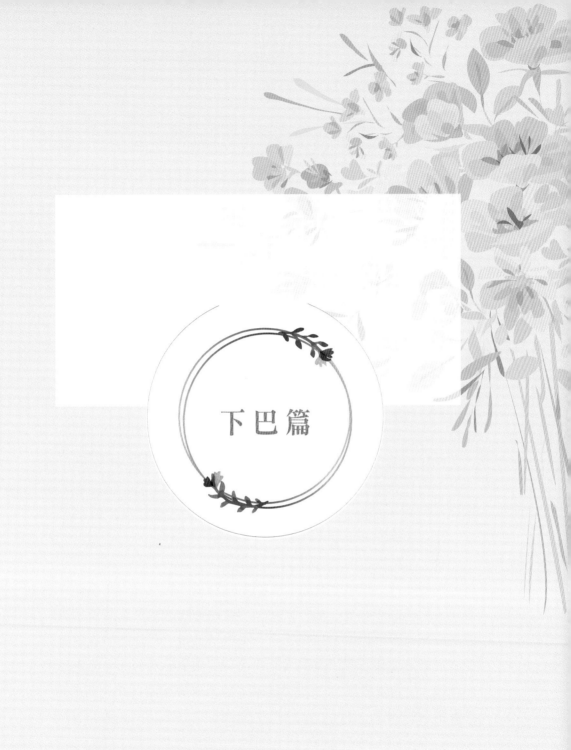

下巴篇

擺脫肉餅臉

佳雯 · 護士

　　我從小就擺脫不了「大饅頭、肉餅臉、ㄅㄨㄞ ㄅㄨㄞ 肥」等綽號，別人羨慕的 baby face 卻成為我最厭惡的缺點，已經老大不小二十四歲，還老是被誤認為小妹，雖然看起來比同年齡水嫩許多，但心中還是很渴望有甜姐兒瓜子臉的一天。

　　來到診所上班半年左右，看過不少跟我同樣狀況而術後變美的客戶，而暗自羨慕著。某一天我終於鼓起勇氣找診所曹院長諮詢，院長建議我做下巴截骨拉長手術，將臉加長後，可使肉餅臉變為瓜子臉。經過反覆思考，我決定把自己交給專業的曹醫師。術後二週消腫後，整個臉變超Ｖ，且傷口在嘴內，外觀完全看不出手術痕跡，朋友都說我變瘦了！

　　原本反對我手術的朋友，看到成果後都讚不絕口。我很感謝曹

院長的專業判斷與高超技能，讓我實現甜姐兒瓜子臉的夢想，在整形外科診所上班真是福氣啦！

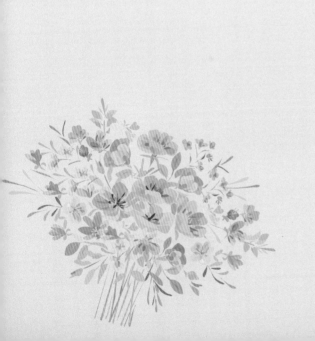

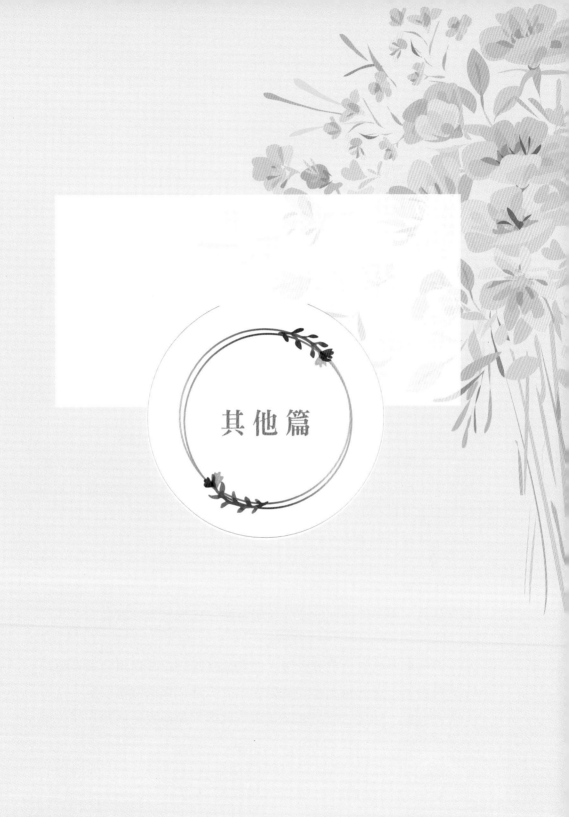

其他篇

整形可改善
憂鬱症？

「曹醫師，請你將我臉上的愁眉苦臉狀去除掉，給我一張平靜的臉龐，徹底改善我的憂鬱症。」這位年近四十歲，目前單身又是某科學園區工作的男性工程師，隻身前來的初診病患，在診間坐定後就這樣向我訴求著。

這位男性患者，眉頭深鎖，眉眼間距狹窄，眉骨高突，額頭有輕度皺紋，中臉部微凹形成輕度彎月臉，確實呈現一臉憂愁狀。

經我查問病史及求診動機，他開始哀怨的向我道出因罹患憂鬱症已經多年，每天早上看到鏡中自己的愁容，病況就會加重，自信心更是低落。經透過婚友社認識兩位女孩，卻都因外觀愁容而被拒於千里之外。

　　如今他快四十歲還沒結婚對象，愛小孩但怕晚婚生子困難。他的精神科醫師不認同他整形可改善憂鬱症病情，但他自認整形後看鏡子會更快樂有自信些，晚上也較不會失眠，以前曾在其他醫院做過隆鼻手術，身心改善成效不錯，所以這次抱著破釜沈舟之心毅然前來就診。

　　「真的改善很多，這就是我想要的樣子，謝謝你。」今天下午術後一個月，他攬鏡自照時，高興的對我及陪同他來的母親這樣訴說著，臉上洋溢著希望及春天的笑容。

　　病人的滿意是醫者最大的成就感。

　　整形整心，他整到的不只是自己的心，也整到醫者的心！

成就感
同行找你整形

　　我是某某科醫師或護士，是透過某某醫師介紹的，或上網自我篩選找上你的，希你能幫我整形圓夢，彌補我外貌的缺憾。

　　「我是醫護人員，我看的是專業真相，不是看廣告噱頭。」當他們這樣內行又挑剔性的對我敍述時，聽得讓我震驚又慶幸，慶幸我診所唯一對外廣告的官網內容，沒有成為他們批判的標的。

　　「曹醫師，什麼時候我才可以做下一個整形項目呢？」同行客人滿意的一邊拿著鏡子自看，一邊興奮的詢問你時，真是醫者最大的成就感啊！

　　當整形不只是整到客人的心，也整到醫者的心時，「整形整心」似乎又找到它的另一種詮釋意境。

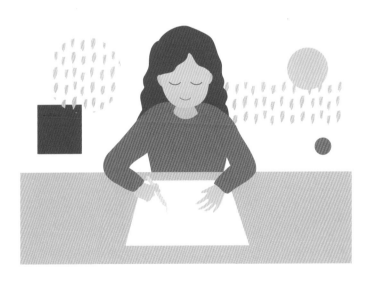

Story 31

整形時機

「曹醫師，我兒子今年已六歲，現在可做整形了吧？」

　　兩年前，這對憂心忡忡的父母帶著他們四歲的兒子，因為上唇撞傷遺留一道小疤痕前來求治時，我告知治療最佳時機最好在小孩長到六歲，大約上小學前再做比較妥當。

　　「最重要的是，孩子自己也很想除去上唇白疤，那麼最近可以排手術來治療白疤吧！」我的回應讓這對焦慮的父母卸下壓在心中的大石頭，彷彿在大海中看到浮木般找到救星，不斷的連聲感謝著。

　　「無巧不成書」。隔天，又有另一對父母，帶著一位大約十二歲，右臉長出兩個姆指大的有毛胎記，俗稱獸毛症的女孩來求診。

　　這位小女生已經找過皮膚科醫師，用雷射治療五、六次均無明顯成效，只減輕顏色而已。最後在束手無策後，由皮膚科醫師轉介前來我這裡就醫。

　　我告知此時整形時機正確，可選擇適宜治療方式去除此胎記時，看到父母親那種如釋重負欣喜心情完全表現在臉上時，完完全全可以體會到他們的心情；尤其連前述小男孩也面露出期待的表情，讓我更是感覺責任重大，畢竟這是影響一個人一生的事，要相當慎重。

　　臉上不雅觀及不正常之病灶，易使未成年的病童心理產生自卑感，尤其上學後，因為每天接觸的新同學或新朋友會因為好奇而詢問、揶揄，甚至取綽號及排擠他，讓病童幼小心理受到嚴重創傷，連帶影響學業進展及人際關係的建立，孩子的情緒困擾間接造成家庭及學校問題，不可不慎。

　　我建議病患若是幼童，最佳整形治療時機為該童就學或就業環境改變前夕，例如幼稚園升小學、小學升國中、國中升高中、高中升大學、大學畢業進入社會前之寒暑假等。因選在此時治療，可使病人術後有長假安心療癒，一、兩個月後有較正常的樣貌面對新同學或新同事，較不會被其排擠與邊緣化，病人也因而有重新調整人際關係及重新再出發的機會，可以迎接嶄新的人生，命運也許就會大不同！

Story 32

由 小 見 大

美 琪 · 室 內 設 計 師

　　美琪是三個孩子的媽媽，年近五十，保養得算是可以。

　　她來診所諮詢經我詳細了解之下，美琪的保養知識都從網路上獲得，網路上討論哪些好用就試著買來用，反正就是幾千元可以買起來的項目，真是效果不好時，放著擦手腳也好。

　　她最近覺得臉上長有一顆顆的小肉瘤，怎麼塗抹保養品都沒有效果。獅子會的朋友推薦曹賜斌院長是南部非常有名的整形外科醫師，於是找上曹院長處理臉部上的「違章建築」。

　　治療後覺得很滿意，想起某電熨斗的廣告——熨燙之後，一片平坦！她臉上的一顆顆肉瘤透過曹院長的巧手，一片光滑！

　　事後美琪告訴我：「原本想著小項目來找鼎鼎大名的曹院長，很不好意思，但曹院長不但專業且對我臉上的小問題也很認真的處理，由小見大，讓我很敬佩！」

　　是啊！院長是虔誠的基督徒、他常說要榮耀上帝！做任何事都要盡心、盡性、盡力的全力以赴！

Written by 曹賜斌

世說新語，撥亂導正整形謬稱

整形世說新語系列大公開

微整形？危整形？

客戶？消費者？求治者？

無疤手術，外科大突破

II
整形
世說新語

美容整形
世說新語

現今美容整形當道，但人們言談此事時，卻常出現一些混淆不清的稱謂，這樣容易導致似是而非的謬論。

凡事名不正則言不順、事不成，我以多年從事整形外科醫師的身份，認為有必要撥亂導正及釐清事實真相，以正社會視聽並維護社會大眾整形安全。

比較常見的混淆視聽稱謂如下：

1 . 醫美乎？美醫乎？

從字義上來解釋，「醫美」即醫學的美容，屬美容業；「美醫」即美容的醫學，屬醫療業。

因此正本清源，若是有美容治療的醫學行為，應該稱「美醫」，而非「醫美」。

但醫美字眼是十多年前被媒體記者隨意命名的美麗錯誤名稱，意指美容性醫療，現在已經被大家廣為引用而難以改口更正，但各大醫院治療科別及醫學院課程皆無此科目名稱。

近年來，衛福部為求整頓醫美亂象，維護大眾整形安全，已出面宣告「美醫」才是正確名稱，但因政府欠缺宣導及一曝十寒，知道的人不多。政府認定可執行美容醫療者，包括手術性的整形外科及非手術性的皮膚科等醫師，加上去年美醫特管法通過後允諾的耳鼻喉科及眼科醫師才能稱為「美醫正規軍」。

而不為政府認定，但為媒體命名之醫美醫師，包括非整形外科、皮膚科、耳鼻喉科及眼科之其他科醫師，則泛稱為「醫美雜牌軍」。

為求防杜美容不成變毀容，甚至傷身與喪命的悲劇一再發生，正視美醫正名，及尋找美醫正規軍就醫，應是當今整容求治者之王道思維。

2. 觀光醫療？醫療觀光？

「觀光醫療」：
是指客戶主求觀光，順便在行程中加入醫療。

「醫療觀光」：
則是指客戶主求醫療，但在治療後加入觀光行程。

主求觀光者，若行程中加入醫療推薦，其達陣成功率不高，除非是無傷痛性之健檢。因為輕鬆快樂的觀光行程中插入緊張又具傷身風險及昂貴的醫療，一般人接受度不高，因為違反趨吉避兇的人性本能。

主求醫療者，若治療後加入觀光行程，則達陣成功率高，尤其是輕症型的美容醫療。因一般醫療後皆會安排一周左右回診複檢，以求確認療效及拆線等，此一周時間若主動為其安排觀光行程，則大多人會樂於接受，因剛好可以消磨時間且可外出避人耳目，順便可吃喝玩樂慰勞自己一番。

因此，稱謂順序若相反意義即大不同，其成效亦是。

政府若要推動能振興經濟的「醫療＋觀光」，應該正名化為「醫療觀光」才是首要之務。

3. 微整形？注射整形？

　　依說文解字，微整形意指輕微性整形，其傷痛不大，瘀腫小，有短效且花費又不高。

　　倡談此命名者，意指用針注射肉毒桿菌素或玻尿酸來予以美容整形的治療，但卻故意用輕描淡寫之「微」字眼，使求治者卸下心房、較無風險意識而接受它，達到其營利目的。微整形另有一意為光電美療之輕微整形。

　　注射整形會有不慎注入血管導致血管栓塞的風險，輕者會造成局部組織缺血潰爛，重者眼瞎、中風甚至死亡。在醫美雜牌軍橫行，以微整形大做宣傳，使無知求治者隨意接受注射肉毒桿菌素或玻尿酸導致傷身、中風甚至喪命等悲劇事件層出不窮的今日，微整形實已進化成「危整形」。

　　政府應正視「微整形」之不當稱謂，應正名化為「注射整形」，以提升求治者自我防衛的危機意識，這是政府主管機關當為之務吧！

　　否則等到昔日惡名昭彰的小針美容，即矽膠注射，搖身以微整形模式借殼上市重現江湖時，則將遍地禍害，難以收拾矣！

眉開眼笑
世說新語「提眉術」

「曹醫師，我的眼皮下垂成三角眼，請幫我修整，以消除老態。」

望著她那眉毛及眼皮皆已下垂，眉眼間距變窄，她卻只知要修眼皮的訴求，我只好搬出「眉開眼笑」、「眉清目秀」、「眉目傳情」等世說新語成語，曉以大義，解說眉眼互相依偎，為求美觀之整體性，應一併處理不可分割，否則只處理眼皮，不合併處理眉毛，造成眉壓眼、其效果會比不做眼皮手術更差。

因為手術時，若把下垂眼皮割掉及切口縫合時，會使上方的眉毛下拉，這是許多愛美者不知道的情況，而使已窄的眉眼間距更窄，造成術後將會形成眼皮厚厚腫腫的，因眉眼下垂擠在一起，眼睛看起來兇兇的係眉眼間距太窄的緣故，好像在瞪人一樣，比不做

手術還難看，根本是花錢找罪受，且易形成醫療糾紛。

當年紀大者眉、眼皮皆已呈老化下垂，使眉眼間距變窄，或年輕人眉眼間距先天性就窄者，其正確整容之道皆應為提眉術，而非單做眼皮整形，這是九成以上愛美者誤認之事。

提眉術可使眉、眼皮一併上拉，整體性美化處理，才會有上述世說新語的美好成效，且展現眉及眼皮上揚的嫵媚眼神，使整張臉會不只年輕化，而且亮麗化，這才是愛美者尋求眼皮老化整形的心中願景！愛美者在家裏只要攬鏡自照，用雙手將眉毛均勻性地往上提，帶動拉起下垂的眼皮，就可以看到這個事實。

提眉術有多種療法，包括額頭提眉，眉下或眉上刀口提眉，埋線提眉，玻尿酸或肉毒桿菌素注射提眉等，以第一項療效最佳，刀痕藏在頭髮內看不到，年輕化程度最大，看起來可年輕十歲以上，且保固期最久，可長達十年，其他療法保固期頂多一至兩年而已，且療效也頂多年輕一至兩歲而已。

♥ 額頭提眉術可改善六項老態症狀

額頭提眉術可同步改善六項老態症狀，包括眉毛下垂、眼皮下垂、眉間紋、抬頭紋、魚尾紋、額頭表皮皺紋等，比眼皮整形只能改善一項，相對獲益大且較便宜划算。

額頭提眉術並非「拉皮術」而是「拉眉術」。拉皮術是指拉高下垂的臉頰及脖子，或稱中下臉部拉皮術，拉眉術則是指拉高下垂的眉毛及上眼皮，或稱上臉部拉皮術。拉眉術與年齡老少無關，此為許多人所誤解，自認自己還不老為何要拉皮，因而拒做手術。

年輕人若眉眼間距過短者，亦應做此手術，則術後可達眉眼皆上拉，雙眼皮再度浮現，不論年紀大及輕者，就多不須再做眼皮整形術。

此外，因刀口位在硬厚的頭皮，而非軟薄的眼皮，故術後瘀腫尷尬程度反而較眼皮整形術小，所以術後回歸工作崗位的時間可較短些。

近年來，我陸續在國內外的國際醫學會中，發表此項眉優於眼之額頭提眉術論文，倡導此正確醫療術式及做法，使年輕輩整形外科醫師能知所遵循，且敢去扭正愛美者接受此正確術式，利人利己，並防杜醫療糾紛。

一位四十多歲媽媽，兩周前經我曉以大義，原本她也只訴求做眼皮整形而已，經接受額頭提眉術後，神彩飛揚地帶著她二十多歲女兒回診，女兒也要求做臉部整形，因為她覺得媽媽現在變得比她還年輕，自己無形中看起來比媽媽老，感覺倍受威脅！

母女變姊妹，還爭誰年輕，我樂於為其解鈴，醫者的成就感不就在此嗎？

整 形 正 義

整形正義：整形有理、具備正當性之意。

正當性意涵包括：

1. 男人整形主求職場長青。
   女人整形主求婚姻愛情。
   兒童整形主求去除異貌（如唇顎裂），以化解求學心理障礙。
   老人整形主求抓住青春尾巴，以樂活黃金歲月（六十～八十歲）。
2. 整形是為整心，也在救醜。
3. 整形現為全民運動，已從過去之奢華、異端，轉為現今男女老少皆需之日常生活行為。

愛美無罪，整形有理。

相由心生，心隨相改。
相貌與心緒彼此會內外互動、互相影響。

心美、形美皆備，人生才會完美。

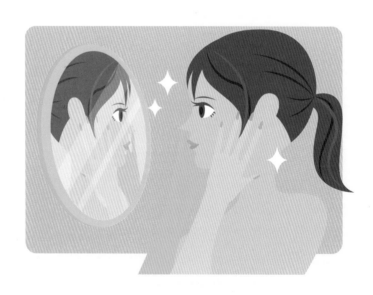

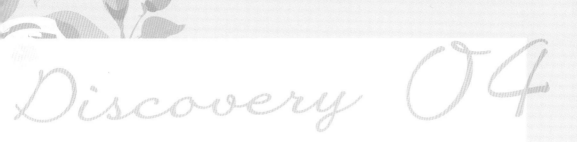

整形外傳

「曹醫師，妳幫我隆乳後，害得我跟人互毆了啦！」

一位三十歲左右的輕熟女今午一入診間，就這樣對著我嬌嚷著。

我一頭霧水，趕快查問緣由，才問出此離奇之整形外傳，且還跟新冠肺炎有關！

原來半年前她隆乳成功後，為保持此美好身材，於是勤加運動減肥。

過去她都在健身房內運動，近期因新冠肺炎之故，改在戶外公園跑步運動。

上周某夜，她帶心愛的小狗去公園散步運動，小狗卻遭身旁一名陌生女子無故毆打；她上前理論，該女子竟囂張以對，場面突然失控，雙方進而互嗆，甚至互毆。

兩人進而鬧進警局，所幸在警方詢問相關過程後才還她公道；日前她回來複診時，娓娓道出因隆乳成功後減肥運動發生的人生小插曲。

她樂觀的說，現因新冠肺炎正是整形好時機，故詢問臉部整形項目，想趁現在要再做更完美比例的美人臉。

新冠肺炎竟跟整形有關連！真是無奇不有，世事難料。

整形風雲

「我要他為此付出代價，並且活在恐懼中」。

一位四十多歲，正瀕臨離婚的清秀女子，前來診所進行臉部年輕化整形術後兩週，今天在回診複檢時，看著電腦中她煥然一新的術後新臉照片，雖然外表看起來神情愉悅，但眼神卻透出幽幽的恨意，無奈的向我這樣訴說著。

經我好奇探問，她悲憤難抑地告知：丈夫大她十歲，現在是竹科某上市公司總經理坐領高薪，年輕時萬般追求她，她不為所動嫁給他人。婚後與第一任丈夫因個性不合等諸多因素離婚，五年前才回頭改嫁他。

未料第二任老公婚後對她反而趨於冷淡，再也沒有年輕時的熱

情，並且多方限制自由及金錢。此次連她整形手術區區費用也不願意付，卻肯為自己購買數百萬元的名錶，雙方甚至一言不合大打出手。事後丈夫提議離婚，並詢問她要多少贍養費；她則有骨氣的回說：「我不要錢，但要得尊重。」

後續她的丈夫還透過閨蜜探話並坦言，害怕她至公司鬧事以及半夜報復行凶。

聽完其告白，我當下無言以對，沒想到單純的整形醫療，術前問診時無任何異常徵兆，術後卻捅出此婚姻變調後遺症。

我只好勸她以和為貴，並搬出「女為己悅者容」的論述充當和事佬，此項是我的第二本書《整形整心》內，倡議的新時代經濟獨立女性的自主思維，希望她能調整心態，並好好裝扮自己，形塑出雍容高貴，自立自強的氣勢，使他丈夫最終後悔，回頭請求原諒要求和好，如此才能賺回應有的尊重。

男人整形是為職場長青，女人整形是為婚姻愛情。這句在我即將出版的第四本書《整形 4.0》內自序文的立言，今又得到再一次之臨床印證。

整形風雲，整出黑天鵝。

整形親情

「謝謝曹爸爸！」在我還愣在現場時，她立馬補上一句「因您是使我重生之親人」。

這位上個月遠從宜蘭南下高雄，求治其手腕及手臂多條白疤三十多歲女生，在接受白疤顏色再生術之術後一個月，在媽媽陪同回診複檢，經我確認一切恢復順利，初步顯露出確可抹除其白疤之曙光時，興奮地向我說出上述令我及跟診護士驚訝的致謝話語。

她因五年前工作時，與男同事發生感情糾紛而自殘，留下的手臂手腕白疤，使她在事件過後造成諸多隱私困擾與心痛，原本以為可輕易經由醫療去除白疤，然遍訪北部各大醫療院所及名醫，並用盡各項治療皆徒勞無功，白疤依舊原地不動地存在著，令她對未來人生驚恐與絕望不已。

　　「謝謝曹爸爸！」在我看診完要離開診間時，她又對我這樣喊叫著，我心中充滿著成就感，我的整形整心醫治居然賺到了如親情般的溫暖回報。

　　此生第一次，求治者以親情相待！

整 形 原 罪 ？

　　一位已婚中年女士經由整形後變得年輕漂亮，不久竟吸引某已婚男士Ａ君青睞，雙方進而交往無法自拔。Ａ君因為這位整形後容貌變年輕小三的介入而拋棄元配妻子，轉而投入小三懷抱，這個結果導致Ａ君妻子因而鬱悶以終自殺身亡，留下令人遺憾的悲劇。

　　整形變成殺人原罪？

　　介紹此女士來給我整形的這位豪爽的大哥舊客戶，今天在診間向我訴說此事時，令我震驚！他除了譴責此女士外，亦自責不已。

　　他後悔地說：沒想到呷好道相報，好心介紹她來整形獲益，怎知會有如此下場，好心沒好報，當初若不介紹就不會有事了。

千金難買早知道。

愛美無罪，整形有理。整形現今已成正向之全民運動，男人整形主求職場長青，女人整形主求婚姻愛情，小孩整形主求去除先天異常，以化解求學心理障礙，老人整形主求抓住青春尾巴，以樂活人生黃金歲月。今此案例卻突顯其負面效應，即助紂為虐，破壞社會倫常。

師父領進門，修行在個人。整形可得正面或負面效應，其實是端賴當事人心性拿捏、如何處理整形成效而定。

整形原罪？整形無罪？存乎一心也！

愛美者、求美者、客戶？
必也正名乎！

　　如何才能適切地稱呼尋求整容醫治者，成為一個尚待探索、獲取共識的議題。

　　在專業四師中，對其執行業務對象，皆早已有適切的名稱共識，例如：醫師－病患（患者），律師－當事人，會計師－客戶，建築師－業主。但對於非治病性的美容醫療，其執業對象到底要如何稱呼才適切，各方莫衷一是。

　　這種亂象造成的結果如下：有人稱「客戶」，有的稱「消費者」，也有稱「愛美者」，還有在大陸則稱為「求美者」；另有稱「整容者」，有稱「求治者」，有仍稱病患或患者。總之，稱呼愈多，就表示尚無定論，倘若無人出面協調，就很難有定名的共識。

　　稱呼客戶或消費者，主要是要將整容行為商業及消費化，但此有違反法界及稅務界之醫療並非消費行為之認定，故較不宜。稱呼病患（患者），意將整容者歸併為傳統的治病行列，此對正常人的整容者難以接受，因為不認為他（或她）是有病，而是要變美求治，故亦不宜。因而介於此兩極之中間者，應是較具大多人可接受之公約數。

　　「整形求治者」或「受治者」之稱呼，因而脫穎而出，或許該是較為適切與較具共識的名稱吧！

無疤手術
不再是夢

「凡走過必留下痕跡，凡刀過必留下疤痕。」所以要將疤痕去除是不可能的，但若將疤痕最終的白色轉成正常膚色，則疤痕就會看不出來，雖然疤仍然存在，卻已經成為正常膚色，這就是使白疤變不見的作用機轉與「去除」曙光，是患者的一大福音。

利用白疤顏色再生術（Microdermal Grafting for Color Regenaration of White Scars）使白疤變成正常膚色，則任何手術的刀痕就可隱藏不見而變成無疤。

這項使疤痕看不見的最後一哩路醫療工程、手術創新論文，二○一八年已經被全球美容整形外科權威的美國美容外科醫學會（ASAPS）學術期刊 ASJ（Aesthetic Surgery Journal）接受，並於二○一九年七月份刊出。

透過此項手術，包括唇裂白疤、自殺白疤、美容手術白疤，例如眼、鼻、乳房整形等等，以及外傷白疤等，此會明顯暴露過去隱私的諸多刀疤與心痕，就可完全隱藏，不再被別人窺見及探問，病患從此可安心徹底擺脫過去，不再自卑，無後顧之憂地面對未來，為自己及社會做出積極貢獻。

我研發此項手術的動機，是源自於二十多年前任職於長庚醫院，對唇顎裂病患的心疼關懷。

當時長庚唇顎顧顏整形團隊，在我們的恩師——美籍羅慧夫院長的帶領下，已將唇顎裂之全套整形重建醫治推到世界一流成效，因此吸引許多歐美、日、韓醫師來台拜師學藝。此套療法包括病患從小到大的唇裂及顎裂縫合修補、中耳積水化除、鼻歪塌矯治、牙齒排列矯正、鼻音過重及咬字不清之語言治療調正、齒齦裂植骨、正顎手術、心理社會適應扶助等，並設立台灣唯一的顧顏中心做為因應之策。

但當這些病患經我們醫治成功、身心痊癒時，那道上唇的唇裂縫合刀疤，即便我們已盡力予以縫得很細小，仍因其白疤顏色無法去除，因而洩露出唇顎裂病患的病症隱私。

這個隱私會使青少年病患寢食難安，也會阻卻其交友結婚機會，主要是唇顎裂有遺傳傾向，一般人怕會生出唇顎裂小孩。所以這些病患皆會向我提出，能否進一步消除白疤的殷切期待與眼神，在我的腦海中一直揮之不去。

由於白疤是疤痕的最終形態，當時全球醫療科技是無法去除的，只能予以進一步修成細小平淡的白疤，再告知要接受此細小白疤，男生可以蓄鬍子，女生則利用化妝掩飾處理，但往往得到的結果，是病患一雙雙絕望又哀傷的眼神！

這一幕幕的景象經常在午夜夢迴中，在我的腦海中不斷的上演，使我痛心又無力。

為了盡到我的專業之責及解決患者的痛苦，我不斷的嚐試苦思對策化解。

終於，經過不斷的努力與失敗嘗試，我研發出不是手術割除白疤，反而是相反地給予植入該病患其他部位之皮膚色素細胞於此白疤處，使其日後逐漸長出正常膚色，掩蓋白疤使其白疤看不見的白疤顏色再生術就此誕生！

整形、整心！

白疤手術不但能達到無疤手術之外科界大突破境界，也醫治了病患的心疤。

此應是我用此創新手術回報給恩師的最佳禮物，也能貼切地追隨著羅慧夫院長的名言：

「用愛彌補」的心療精神。

白疤救星
白疤顏色再生術

白疤許多人欲除之而後快，因它會洩露過去不堪的回憶或隱私，例如割腕自殺，整形美容，先天畸形整治等。

但很遺憾的是，它無法用手術解決這個棘手問題，因為切除縫合後仍會出現白色刀疤；或是利用雷射方式去色，但白疤已無色可去故去不掉；另一種方法是磨皮，但因非皮膚表面凹凸不平故仍無法去除。

其中，醫療刺青或紫外線照射雖能將白疤予加色改善，但卻難做到與白疤周圍的皮膚顏色完全一樣，會有過與不及，且有周圍皮膚遭殃之後遺症出現可能性，故白疤顏色再生術（Microdermal Grafting for Color Regeneration of White Scars）此新療法問世後，已成為白疤化除之救星與希望。

　　此新療法以論文發表方式首次對外公告於二〇一七年 OSAPS（東方美容外科醫學會）之國際學術年會，受到許多國內外醫師青睞，希能因而傳揚出去，嘉惠眾多的國內外白疤受窘病患。

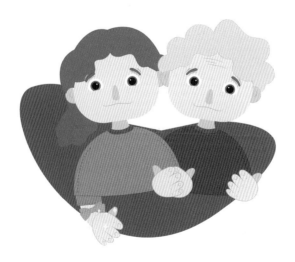

治療不成功當然要退費啊！公道乎？

　　這是大多數自費整形美容求治者認為理所當然的事，但也是整形美容醫糾爭議的關鍵點。試問，若此理成立，則當委任律師訴訟時，若最終敗訴是否要求律師退回訴訟費用，且再上訴時亦不可再收費？

　　或當付錢上學或上補習班時，若結業後考不上理想學校是否亦會要求學校或補習班退回學費，而再補考時亦不得再收費？不論醫療、法律訴訟、求學及其他社會委求事項，接案之醫師、律師、教師及其他專業人士，他們皆會為此案付出心力、時間、耗材、團隊人事費及其他因此案而付出之相關費用，這些皆是有代價的，不論委求者達到委求目的與否，此皆應由委求者付費支應之，才屬合理邏輯，才符社會公道。

　　針對整形美容求治者而言，求治者付費要求施行的治療是屬訂做性質，並非工廠已製成的現成品。因生物具備多變性、差異性、不可預測性等特性，故治療結果不會像工廠模組製造出之現成品般，每件皆會具備完全一樣性。

　　另外，治療後傷口照顧得當與否是求治者應盡之責任，醫者即便有告知照顧方法，但求治者是否願確實遵循，非醫者能掌控。若求治者自我傷口照顧失當，則治療效果可能會因而變卦。

　　因著上述兩項原因，所以治療效果醫者無法能事先予確認或予包醫包治，且有可能因上述原因出現併發症，導致治療後出現療效不佳、不符預期或不成功的結果。

　　若醫者已盡醫療常規做完治療，且有告知治療後傷口照顧方法及併發症風險，則上述結果不應屬其過失，而應屬可能的求治者傷口照顧失當或併發症風險所致。

　　此風險應由求治者於治療前自我拿捏，決定是否接受，並自我承擔，而不應認定醫者承接治療就要保證成功，若不成功就要求醫者退費做為補償，否則就要要求賠償或提告。

　　依據醫療法第八章第七十七條明文規定：醫者不得以包醫包治為宣傳，否則政府得予以停業處分或撤銷其開業執照。故求治者要求或認定醫者應包醫包治，萬一治療不成功就要求醫者退費的思維與行為，是不正確且違法的！

　　治療後出現併發症或不成功而想補救時，求治者之正確處置應為：

　　請該醫者做後續修繕治療，直到修繕完全或原先預期之治療效果呈現為止，而非惶恐轉醫，或索錢另求其他醫者醫治，因如此做造成之風險可能更大。其他醫者因對病況不夠了解，可能誤判及誤醫，治療結果可能會更惡化。

　　或要觀察及研究一段時間才敢接案，收費也可能更高，此皆可能因而耽誤補救黃金時機，最終徒生遺憾。此項後續修繕治療須另付多少費用，宜與原本醫者依不同個案狀況，酌情談論之。

　　二〇一九年八月底，我以醫師公會醫糾調解委員的新職身份，受邀至高雄市政府衛生局與律師共同主持數件整形美容醫糾案的調解，發覺大多原告都理所當然地訴求被告醫者要退回全部費用並轉醫，甚至要求至他處醫療亦要由被告付費之不明理現象。結果有一半案件經律師與我曉以上述公道邏輯後，終於同意和解收案。

　　「攻心為上，攻城次之。」整形美容醫療前，若能夠使求治者認清及認同「整形美容治療不成功後不得要求退費」的邏輯與公道思維，則應可大幅降低治療後之醫糾及興訟機會吧！

小醫院大醫師
大醫院小醫師

小醫院大醫師：

指大醫院之大醫師，出來開設診所執業之醫師。

大醫院小醫師：

指大醫院內正在接受臨床實務訓練之小醫師們。

　　大醫院，尤其是醫學中心級之教學醫院，因教學之需必需涵括許多小醫師，包括醫學院最後一年之實習醫師（英文稱 Intern Doctor，簡稱為 Intern），及醫學院畢業考上國家醫師執照後，進入醫院接受臨床實務訓練之住院醫師（英文稱 Resident Doctor，簡稱為 R）及總住院醫師（英文稱 Chief Resident Doctor，簡稱為 CR）等。住院醫師訓練時間各科長短不一，一般為四～六年（最長六年者有三科，分別為神經外科、整形外科、心臟外科，美國整形外科甚至要訓練 7 年）。每年升一級，第一年稱 R1，第二年稱 R2，依此類推，最後一年則稱 CR。這些小醫師是醫院內人數最多之醫師，醫師服為短袍白色上衣。

　　而 CR 之工作若表現正常以上，且醫院有空職或需要，則一年後一般皆可升上主治醫師（英文稱 Visiting Staff，簡稱為 VS；或稱 Attending Staff，簡稱為 A）。第一年 VS 稱為 V1，第二年稱 V2，依此類推。VS 表現優異或年資夠長或學術貢獻佳時，則可上升為該科各次專科之主任、最後再升上該科最高位之科（或部）主任。這些就是大醫院的大醫師，人數一般比小醫師們少，醫師服為長袍白色衣。

　　衛福部規定醫師須在醫院接受住院醫師訓練至少兩年以上，才可出來自我開設診所執業。而診所在政府依行政作業劃分全國醫院為四個層級（即醫學中心、區域醫院、地區醫院、基層院所）中是屬基層院所，即所謂小醫院。大醫院即指醫學中心，中型醫院即指區域及地區醫院。

　　小醫院藏有大醫師是常態（比例大約一～三成），猶如大醫院內藏有小醫師一樣（比例大約五～七成），全球皆然，因許多大醫師最終會選擇出來開業，以遂其志。但這現象是許多社會大眾及媒體誤解或不明瞭之處，以為大醫院一定是大醫師，小醫院就是小醫師，故常會看不起所有小醫院之醫師，甚至率而轉醫或醫糾以對。

　　小醫院藏有大醫師之診所科別中：最多見者為整形外科（超過六成以上，但醫美診所則否，約只有一～二成），因整形外科醫療涵括有畸殘者整形重建（健保給付）及正常人整形美容（自費醫療）兩大類之故。

　　前者（畸殘者）病患多去大醫院醫治（80%），後者（正常人）病患（或稱整容求治者）多去診所醫治（80%），此乃因整形美容求治者多不想讓人知曉其有去整過形，而小醫院才具備隱私性、便利性等人性化考量之特性。另外，這些診所之醫師許多皆為大醫院出來自行執業之大醫師，求治者多已透過網路或探聽知曉此事，因而放心其醫治品質。

　　大醫院內想做整形美容治療之整形外科大醫師，因八成此類病患都在診所求治，較沒機會得予醫治，故除非對學術研究或擔任醫院要職、或醫學院教職等有濃厚興趣或使命感者，否則不少人最終會選擇出來執業以求能醫治及專精此類整形美容醫療。這就是主導台灣美容整形醫療之台灣美容外科醫學會會員醫師中，為何執業醫師會員已超過大醫院服務醫師會員之緣由。

　　美容整形已呈全球化及全民運動，此使國際上整形外科之醫療發展趨勢由畸殘者整形重建轉向正常人整形美容，尤其醫師年資愈深、年紀愈長者趨向愈大，此亦是推波助瀾之原因之一，這就成為目前大醫院想發展全方位整形醫療之困境所在，很難重建及美容兩全兼顧，全球皆是。

大白袍與小白領
整形公益活動

今天又完成一件自認身為整形外科醫師，又可對社會公益付出的活動，對已逾耳順之年，可被利用價值不多的我而言，頓時感覺生命又踏實了一些。

這場「大白袍與小白領」中南部各大專院校畢業季公益系列講座活動，目的在使大專生畢業即可就業，解決畢業生「寧願延畢、續讀碩、博士，不敢就職碰壁」的歪風，與企業界能及時獲得新血輪、解決人力荒的雙贏問題。

這個有效的方法是，透過畢業後進入職場之小白領過來人經驗，配合職場求生專家輔佐下，提供履歷表健診，interview 要訣專業植入，職場惡習切除，結合大白袍，即主治醫師，尤其是整形外科醫師，以快、狠、準之外科人特質（例如柯 P），切砍重建外貌，

轉骨再生，換臉重生，使其心態轉念，形態整形，形塑出職場形像力及核心競爭力，包括心美、形美、人際關係圓融等，從而能內外得力，畢業即能就業得職。

　　兩年多來自掏腰包，透過這種公益系列講座，與年輕學子及老師們面對面交流，傳承整形及職場經驗，希其獲益，也是我的人生職志之一。

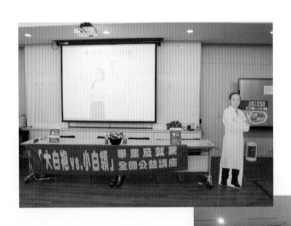

Discovery 14

送愛到慈暉
公益活動

小診所也有大醫院的胸懷格局。
只要有奉獻的心，沒有做不到的事。

多來年我的從醫職志，除了醫治整形求治者外，從事社會公益亦是我的人生信念。二〇一九年在診所之宋瑞珍顧問引薦下，與專門收容智能障礙人士的私立紅十字會慈暉園結緣，兩度前往關懷院內院生們，對社會弱勢團體散播歡樂與公益關愛。

二〇一九年九月二十八日，診所為慶祝成立二十三週年慶舉辦公益活動，結合高雄市唇顎裂暨顱顏協會、高雄市科學美育協會、沐華國際美容公司、社區產業暨養老照護協會等單位，舉辦「送愛到慈暉」活動，共同捐贈新台幣五十萬元及物資給慈暉園，活動結束後引起各界熱烈的肯定與讚許。

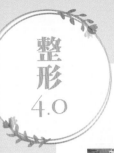

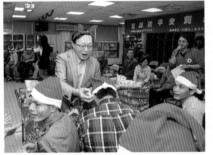 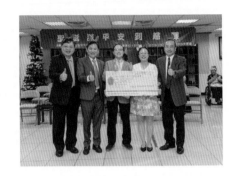

　　為讓愛心持續蔓延，我再度結合協辦單位及教會牧師發起公益活動 2.0，利用十二月二十四日平安夜這一天，舉辦「聖誕送平安到慈暉」公益活動。

　　「叮叮噹！叮叮噹！鈴聲多響亮！」在聖誕歌聲中，牧師與我化身為聖誕老公公，騎著麋鹿，帶著糖果及禮物，看著身邊這群充滿天真笑容院生們，送給每一個孩子心中想得到的禮物，親手一一交給近八十人手上，現場空氣中瀰漫著愛與平安、歡樂的氣氛。

　　此次的聖誕禮物，慈暉園十分貼心依據院生們不同的需求，透過我們的捐款去購買，包括遙控汽車、讀卡機、隨身碟、髮夾、音箱、電子手錶、領帶、後背包、布袋戲娃娃、蠟筆、護唇膏，連明星海報也在禮物名單之列，各式各樣的聖誕禮物均先詢問他們，再依其心願去採購，因而成為他們有始以來，收到最實用的聖誕節禮物。

　　「孩子們，我又來了！我對你們不離不棄！」

　　為讓慈暉園的院生歡渡佳節，我加碼捐贈新台幣十萬元做為加菜金，看到孩子們拿到夢想中的禮物開心喜悅的表情，我的心也跟著他們一起快樂起來，同時享受到「施比受更有福」的公益弱勢關懷樂趣。

　　為炒熱氣氛，我吹著口琴伴奏與院生們高唱聖誕歌曲，就連應邀前來致詞的高雄市政府社會局黃淵源局長，與高雄市醫師公會賴聰宏會長，也忍不住放下身段，與孩子們一起唱歌跳舞，全場歡笑成一片，大家互動零距離，譜出溫馨感人的聖誕平安畫面。

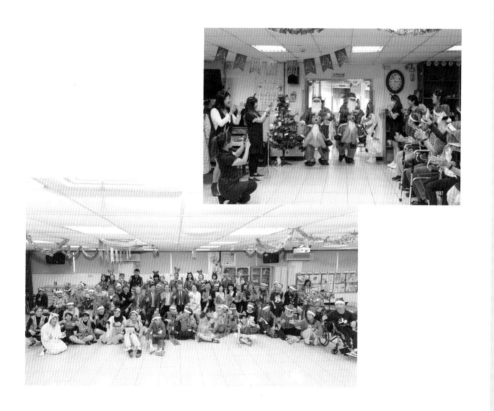

Written by 曹賜斌

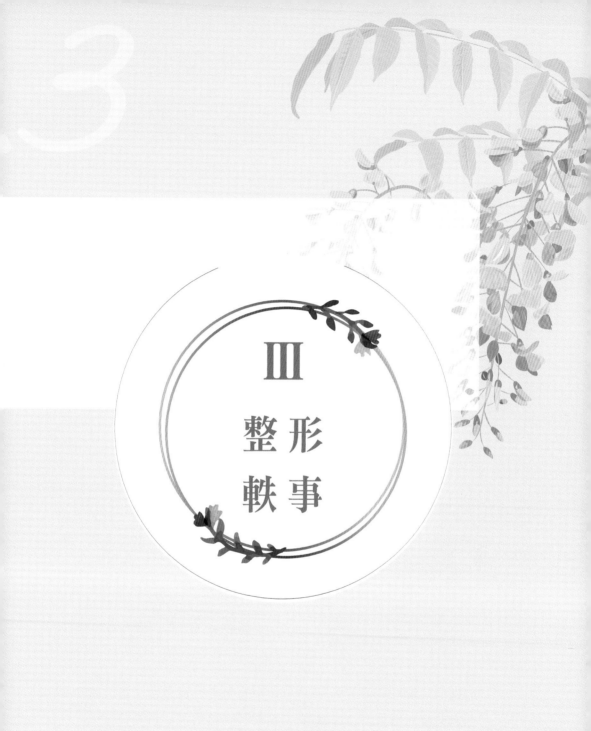

III

整形
軼事

男人整形熱

男人整形主為職場長青，女人整形主為婚姻愛情。

　　蒼老外貌會降低男人的職場競爭力與價值，使人對你未來不敢長遠期盼，簽約對方會退卻或改為短簽，鴻展企圖心也會自我打折扣，甚至自嘲不如歸隱。所以對不服老，身體仍健壯，事業想更上一層樓的高階男人，例如董事長，總經理，政治人物，師字輩專家，甚至宗教界領袖，整形以求年輕化逐成為其職場長青之必要需求之一，也是我診間的常見訪客。

　　最常見的整形項目為眼袋，其次為老人斑與皺紋。最大整形項目則為拉皮，各國總統如美國、義大利、法國等，皆為例證。

　　宗教領袖整形則是我印象最深刻的行醫經驗，包括佛教住持及

基督教牧師。曾有一位來自北部寺廟七十多歲高齡的男性住持，由數位男女信徒陪同南下求診整形，訴求要去除滿頭滿臉的老人斑。

經我詢問其整形緣由，他才從容道出，因為出家人慈悲為懷，四大皆空，但心善也要面善，如此才更易廣結善緣、信眾跟隨，使佛法普渡，誠然大哉答也！亦令我茅塞頓開！

昔日男女整形比例為一：九，今日已躍升為三：七，眼袋手術比例甚至男人已超過女人。

有些男人整形為求使太座同意，使用的有趣招術如下：

先說服並陪同太座來整形，等其整形成功年輕亮麗後，再意有所指說出要與妻看齊，以免老夫少妻不搭配，如此太座就容易放下心防，不會懷疑他花心而阻止整形。可見男人為求整形希取得另一半的同意，也要花點小心機！

男人整形熱，拜整形科技進步神速，成效佳又安全自然，方興未艾自是現今全球大勢所趨，也是台灣美容外科醫學會時代使命與社會貢獻之一。

白疤顏色再生術論文竟成為 Hot Topic，意料之外！

　　Microdermal Grafting for Color Regeneration of White Scars（白疤顏色再生術）是我受邀於二〇一八年十一月，在美國 Miami 舉辦的國際美容整形外科醫學會（ISAPS）學術年會所發表的論文題目，此題目被安排在有七～八篇論文發表之議程中。

　　在各論文發表後之問答討論時段，我的論文竟成為在場所有人士，包括主持人詢問之唯一對象，總共有五至七人連番詢問此議題，直至主持人因時間關係喊停為止。而在議程結束後，還有四到六位醫師圍住我詢問不停。

　　這是我二十多年來發表過許多國際論文從未有過之盛況！我當然樂得盡我所知詳細回覆他們，以解其惑。別小看這似乎不是重要的白疤顏色再生手術，竟然引起大家這麼大的興趣，真是出乎我的

意料之外！

這使我想起在二〇一八年四月初，我於在首爾舉辦的韓國美容外科醫學會國際年會發表此論文後，美國美容外科醫學會（ASAPS）理事長 Pro.Clyde Ishii，竟走過來告訴我，此論文創意甚佳，他回美國後會依我研發的手術方法做做看，他還當場秀給我看他將我的手術方法抄寫在他筆記本的草圖，讓我喜出望外！

小兵立大功！使因割腕自殺後、唇裂修補後、美容手術後或外傷後最終殘留之身體各處白疤，透過植入顯微色素皮粒之精緻整形手術，使皮膚色素在術後三至六個月左右於白疤處再生出，因而使白疤看不見的醫治原理，可成功消除目前國際醫界公認無解的白疤，也化解病人內心焦慮，不想讓人查知的白疤與隱私，或是不堪回首的往事，真是整形又整心。

魔鬼總是藏在細節裏。God is hided in the detail.

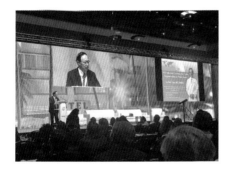
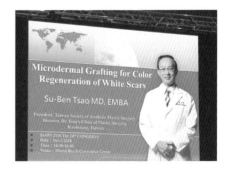

國 際 化 求 治 者

「這是羅馬圖騰，這是摩洛哥圖騰。」

他手指著最近出國完成的胸部與後背紋身圖案，在診間興奮的跟我這位醫師老友分享著，還自豪的説：這些圖騰是他精心設計，專程飛到義大利及摩洛哥，要求兩國紋身師傅照本宣科，針針刺出來的精心傑作。

這位六十多歲的兩家企業老闆，多年來不斷要求我為其整形、以展現並保固其永遠年輕、俊秀、時尚的外型。

個性活潑外向的這位企業界董座，多年來我們私交甚篤，兩人成為無話不談的老友。他因喜歡戶外運動，參加馬拉松、國際泳賽等而觸到不少外國同好，因而聘請英文家教精進語文程度以利與對

方溝通。每次來看診，都故意跟我説英文，並請我修正其錯處。他猛男的鮮肉身材則成為診所同仁姐妹們最哈的客戶。

台灣美容整形國際化，除了靠舉辦國際醫學會、推動國際美容醫療觀光，以引進外國人外，我這位老友的此項創舉，也幫我指引出另類的國際化思維，饒具創意。

病人醫師報恩
廈門行驚喜記

　　二十多年前我還在高雄長庚醫院任職整形外科主任時，曾為一位家住台中的大學生病人施行正顎手術，改善其戽斗與歪斜臉形。康癒後他轉往大陸習醫，並專攻整形外科，現為廈門長庚醫院整形外科醫師。

　　二〇一八年我受邀至廈門出席大陸海醫會整形美容學術年會，並代表台灣美容外科醫學會與其簽訂歷史性互惠合作協定 MOU 時，他在現場突然現身，趨前對我訴說著昔日我為他改善外貌的事蹟，並表達由衷謝忱。

　　這麼多年來，不知已經開過多少此類手術病人，故我早已記不起他。如今望著他端莊又功能正常的臉龐，出自我雙手的佳作，連我自己也驚喜得怔在現場，替他高興到頓時說不出話來。

　　隔天，他們夫妻熱情接待我暢遊廈門與鼓浪嶼，以求報恩，讓我度過了溫馨又意外的廈門行。

　　他鄉遇報恩醫師病人，人生一大驚喜也！

白疤整形故事多
兩岸皆同

白疤可以醫治及完全去除的醫療新訊，去年經我在國內、外醫學會發表，以及記者採訪報導曝光後，大量國內外病患湧進求治，使我有機會能探詢白疤成因，因而發覺每位白疤病人後面隱藏的各類整形故事及心情刀疤，也更深層體會出「整形、整心」的真諦。

二〇一九年受邀去杭州出席 MEVOS 國際醫學美容年度大會，並做白疤顏色再生術之示範手術教學，大會向大陸各地發出可免費獲得手術治療機會的白疤病患（他們稱為手術演示模特）申請，兩天內居然有一、二百位白疤病患迅速回應，並寄來其相片及相關資料。

經我及大會挑出一位二十多歲之女性適切病患予以治療，該病患於手術當天與我見面時，喜極而泣，因已到處求醫無解，慶幸被

挑中，並期盼能因而根除困擾其多年的臉疤及心痕，不再有被人一再好奇詢問的國中時期被同學霸淩傷臉而導致心痛白疤之糾葛。

　　今早，又有一病患因早年割腕手臂留下的白疤前來診所求治，術中她流淚述說著此白疤形成的傷心故事，與未來擺脫困擾的殷切期盼。術後有感而發此文，與大家分享兩岸白疤者的心情故事。

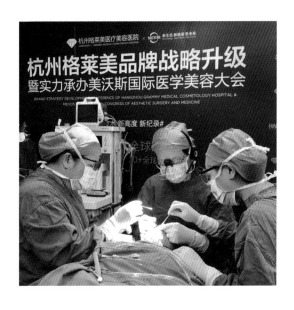

選對美容整形醫師
人生才能成為勝利組

　　上週一則「越南醜女花四十三萬元整形成功，閃嫁富二代，登人生勝利組」的火紅整形新聞，引發眾多網友按讚叫好，直誇值得。

　　經我細觀其臉部術前、術後照片，整形項目研判應含括：暴牙嘴形正顎手術改善厚唇症、隆鼻、下巴拉出、皮膚光療美化等項。花費一年時間及四十三萬元（應是新台幣），完成上述整形改造，以美容整形專家角度評析，此屬成功醫療，對照越南比台灣較低之物價水準，費用亦屬允當，故推斷應是找對越南正規美容整形醫師醫治，才能迅速在半年後躍登人生勝利組。

　　反觀上個月一則台灣整形新聞，花費近百萬整形數個部位，卻因抽脂導致皮膚起水泡、破相而哭訴提告，整形人生成為失敗組。

更早以前的拉皮及隆鼻整形事件，結果更慘，皆以死亡悲劇收場。

　　美容整形醫師的選擇猶如婚姻，選對人，人生是彩色、圓滿的；選錯人，人生是黑白、破碎的，在選擇拿捏之間，豈可不慎！

　　選擇整形外科醫師施術，可得到整形安全的保障。選擇進階的美容外科醫師施術，則可進一步得到整形美麗的保障。

　　找尋正規美容整形醫師之不二途徑：台灣美容外科醫學會官網。

「臉部回春法」懶人包

　　近年來，診間有多位求診者，頻頻詢問臉部老態如何回春、年輕化問題。例如最近要主持兒女婚禮、兒孫嫌老醜不要她抱、自覺老態職場雄風不再等，理由相當多。求治者大都已經跑了數家醫美院所，嚐試過多項療法，但多不滿意，花錢費時卻未能償願，因而登門求教良方。

　　為此，我每每需費時耐心剖析與解惑，結果常換得「早知道，就不會走此冤枉路」之遺憾與怨嘆。

　　為使愛美求治者有基本整容知識，能自我正確研判，而不會再遭致「千金難買早知道」遺憾，茲以三十多年之整形臨床經驗，製作「臉部回春法」懶人包如下，供求治者參閱。

臉部回春法分為五類，依其療效、效期、價位及後遺症等，由輕至高等級排列及分述如下：

1. **非侵入性之光電療法**：包括音波拉皮，電波、磁波拉皮，飛梭雷射等。療效輕度，效期最短，頂多約半年左右，價位中低等，後遺症小且短暫。

2. **迷你侵入性之注射療法**：包括肉體桿菌素，玻尿酸（3D 聚左旋、洢蓮絲統屬之）注射拉提、去皺等。療效輕至中度，效期稍長，約半年至一年半，價位中低，後遺症小、短暫。

3. **輕度侵入性之埋線或爪勾拉皮**：包括材料多樣性之線材及五爪，八爪勾等。療效中度，效期半年至兩年（爪勾較長），價位中等，後遺症中，但多會自癒，因其多為可被身體吸收之材質。

4. **輕中度侵入性之自體脂肪注射豐臉療法**：療效中高度，效期三年左右，價位中高度，後遺症低且可化解。

5. **高度侵入性的手術拉皮**：包括內視鏡及開放式拉皮等。療效高，效期最長，額頭拉皮約五～十年，臉頸拉皮約約五～八年，價位高，後遺症較大，但發生機率低於百分之五。

沒想到我製作「臉部回春法」懶人包在各界引發熱烈迴響，國立教育電台高雄台竟因此邀請我這位整形外科醫師來談論親子美學

教養議題，實在是當初始料未及。

　　青少年整形已成為許多家庭親子間衝突之引爆點之一。不論是父母強迫子女前來整形，原本只求不要輸在起跑線，或是子女強壓父母親帶他們來整形，卻由父母付費，此舉皆浮現出親子間對生活美學的異見與對立。

　　「貌隨心生，心隨貌轉。」透過整形、整心的認知溝通，家長應耐心傾聽子女心聲，協助、疏導其意願，而非一味威權式否定與主導，相信親子間對整形之美學教養，才會有雙贏的共識與結局。

義乳袋的選擇
考驗的是良知

最近國內外沸沸揚揚報導的義乳袋隆乳導致淋巴癌事件（BIA-ALCL），雖經國際官方機構在二〇一九年公聽會後聲明，罹患此淋巴癌者多數為植入粗糙面（包括水滴型）義乳袋，其致癌機轉目前未明，但罹患前有跡象可查，發生後可予以手術移除化解，且其發生率極低，僅數十萬分之一，故並無禁止使用粗糙面義乳袋的決定，但群眾心理已有陰影。

重回選擇安全的光滑面、圓形義乳袋進行隆乳手術也逐漸成為目前共識，但未來如何發展仍難預料。

水滴型（粗糙面）義乳袋自一、二十年前上市後，因與圓形（光滑面）義乳袋無療效上的實質差異性，以致於逐漸消失蹤跡而退出市場。這幾年卻重出江湖，並在利益團體炒作下，產品種類推陳出

新，價格也愈發往上拉，在重利誘導下，廠商及少數醫者結合成利益共同體，四處行銷，使多數的愛美者淪為無知的羔羊。

沒錯！水滴型、粗糙面（或稱絨毛面）義乳袋之外型的確與正常乳房之水滴型形狀一樣，但若將圓形、光滑面者垂直拿起（猶如女生站立時），則其形狀自然會因地心引力作用，由圓型轉變成水滴型，與水滴型者無太大差異（見右圖）。

另外，水滴型義乳袋在製造上，無疑地一定是粗糙面且較厚，如此才能使義乳袋塑型成水滴狀。但若與光滑面義乳袋比較，無論是單獨摸義乳袋，或是摸隆乳後之乳房，粗糙面之觸感會較硬、Q，不如光滑面義乳袋般自然柔軟，雖然兩者裡面裝的液態矽膠皆相同。

水滴型或粗糙面義乳袋另一優點為術後不須推拿按摩，只須擠壓擴張，但術後須推拿按摩及擠壓擴張之光滑面義乳袋，在術後六個月按摩療程順利結束後，就與水滴型義乳袋一樣，不會再有包膜攣縮而導致乳房變型、變硬之後遺症威脅。

因著上述特性，至今圓形光滑面之義乳袋仍是多數美國及台灣醫師與愛美者，做為隆乳的首選植入物。但在乳房重建、包膜攣縮矯治、特殊胸部結構異常者的狀況，粗糙面、水滴型者仍有它的使用適應症需要性。

「美容整形，安全第一。」義乳袋的選擇，此際似乎就是在考

驗著愛美者、廠商、醫者等眾人的人道良知吧！

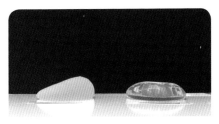

▲ 水滴型粗糙面　▲ 圓形光滑面
　義乳袋　　　　　義乳袋
　（平放）　　　　（平放）

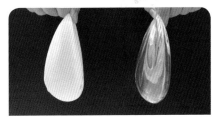

▲ 水滴型粗糙面　▲ 圓形光滑面
　義乳袋　　　　　義乳袋
　（垂直拿起）　　（垂直拿起）

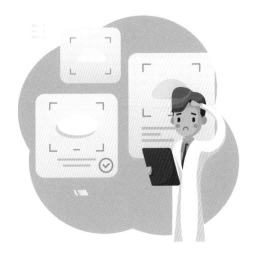

隆乳整形
安全第一

二〇一九年在美國 FDA 食藥署正式對外宣告下，台灣食藥署隨後公佈全面回收愛力根公司的絨毛面（又稱紋理面或粗糙面）矽膠義乳袋，我長期的呼籲已成真，深感欣慰！

隆乳整形安全第一，否則美容不成變毀容，甚會傷身、喪命，像現今才發覺的誘發乳房「間葉性大細胞淋巴瘤（ALCL）」，真會得不償失，悔不當初！

隆乳整形安全議題，除了要慎選義乳袋以防癌外，建議求治者下列事項亦需一併與醫師討論並慎選，以求移除未爆彈引線，締造整形安全回家之路。

義乳袋之選擇建議如下：

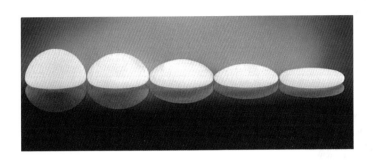

1. 義乳袋放置位置的選擇，
到底是肌肉下？或筋膜下？

傳統的肌肉下是指將義乳袋植入在胸大肌下方，而改良型的筋膜下則是指植入在胸大肌上方之筋膜下。

胸大肌下方為肋骨，胸大肌與肋骨彼此緊密結合，以手術器械強行予以剝離出空間以植入義乳袋來隆乳時，容易致出血及腫痛。術後乳房外觀較像男性胸肌，因為義乳袋由下挺高胸大肌之故，另外，由外面去摸乳房之觸感會較 Q 硬，主要是會先摸到胸大肌之故，而且按摩須較用力且較痛。

胸大肌上方之筋膜與胸大肌間僅為鬆散結合，無血管與神經，以手及器械予以剝離時很簡易且幾乎不流血及腫痛。術後乳房外觀會較自然，且觸感亦較柔軟、正常，按摩也會較省力且幾乎不太痛。

兩者之包膜攣縮使乳房變硬變形等併發症出現之機率皆相仿，無差異性。

筋膜下唯一罩門為 A 罩杯扁平胸者，因術後覆蓋於義乳袋之組織薄少，較易被看到及摸到義乳袋邊緣；惟現今可在隆乳後，接續使用自體脂肪注射，就可予以化解之。

2. 義乳袋植入刀口的選擇，到底是腋下？或乳暈邊緣？

傳統的腋下刀口與乳房有段距離，空間剝離的通道較長，組織受損會較嚴重，且無法直視止血，除非加用內視鏡，所以術後會較腫痛，手臂上舉較難。疤痕雖可藏在腋下皺折處，但用心看還是看得見而有洩密之嫌。

改良的乳暈邊緣切口就在乳房上方，醫師可直視剝離空間及止血，且手術路徑短，組織傷害少，不須用內視鏡協助，故可減少細菌感染率，且術後較無腫痛。術後疤痕顏色與位置因與乳暈邊緣雷同，幾乎看不見。

乳暈切口之罩門有兩種，一為易使乳腺內正常細菌轉移至剝離空間內而致增加包膜攣縮機率，但此可用術中澈底清洗空間及抗生素使用而予化解。二為乳暈直徑小於三公分者，因刀口會太小而使義乳袋植不進去，故不適合選用。

3. 義乳袋植入方法的選擇，到底是徒手？或用輔助器？

　　傳統的徒手植入不易施行，常須醫師及助手合力，七手八腳以手指戳入，費時費勁，有時要將刀口切長至四～七公分才能植入。多次手指搓入易使義乳袋受創導致裡面之矽膠將來會微滲露，且多次手指觸摸義乳袋亦會升高污染率，如此將來皆會提升包膜攣縮機率，導致最終乳房變硬、變形而失效。

　　義乳植入輔助器可使義乳袋植入簡易快速化，刀口因而可縮短至三公分左右，且義乳袋不易受創，手觸摸之機會降低，如此將來發生包膜攣縮之機率就會有效降低。

　　隆乳失敗後的重建整形難度高，成效亦難料定，求治者最終多會放棄，終致功虧一簣。

　　所以術前務必要全盤瞭解及慎選上述事項後再行動，才能保護乳房整形之安全及美麗。

新世紀美容浩劫
猶如新冠肺炎

♥ 「愛美無罪，整形有理！」

　　錯誤的求醫造成二十一世紀的「美容劫浩」如同「新冠肺炎」般正蔓延全球，整形不成易變毀容或傷身喪命，唯有尋求正規整形專家求治才不致誤踩地雷，成為犧牲品。

　　二〇二〇年農曆春節開春後，上屆台灣美容外科醫學會曹賜斌理事長，接受快樂聯播網——快樂電台「人民最大聲」節目主持人曾安圻台長專訪，在此項直播節目中提到上述現象，呼籲國人不可不慎。

　　二〇二〇年一月三十一日，曹賜斌醫師接受快樂電台「人民最大聲」的廣播節目壓軸直播影音專訪，節目主持人曾安圻台長邀請

曹醫師談論台灣美容外科醫學會之公益衛教主題,包括美容整形安全第一,以及美容整形結合抗老化之全球顯學等兩大主題。

　　曹醫師在訪談中,彰顯出學會對社會之重要貢獻與整形安全及新知,為民眾上了一堂極具教化意義的課程。

　　主持人安圻詢問曹醫師,面對坊間許多醫學美容診所,整形求治者如何找到正牌醫師求治以保障整形安全?

　　曹賜斌醫師開場即聲明:「愛美無罪,整形有理。」

　　二十一世紀整形美容已成為全民運動,為生活必需品,不論男女老少都有需要;但整形不成變成毀容,甚至傷身喪命的新聞時有耳聞,令人情何以堪。

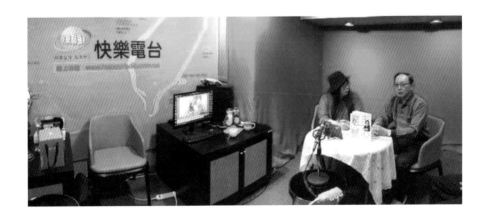

♥ 形成「美容浩劫」的因素

　　求治者找錯施術對象及方法，及各國政府之放任管轄，埋下此「美容浩劫」之禍因。

　　由於政府不敢觸犯醫師執業權不得受限縮之憲法保障權，使得各科醫師都合法可跨行施行整形治療，即使他未經訓練、不專業，因而民眾整形受害事件失控，如同疫情般蔓延。民眾不知醫者是整形「雜牌軍」，無知求醫者被當作白老鼠練刀，因而「死傷無數」。雜牌軍醫者的醫治成功是偶然，失敗則是必然。

　　這種現象不只在台灣，全球均如此，目前韓國、美國、日本及歐洲國家都一樣，如同現今之「新冠肺炎」般，全世界都淪陷，這種現象在國際間稱為「美容浩劫」（Cosmetic Disaster）。

　　曹賜斌醫師語重心長的説，「美容浩劫」如同流感或「新冠肺炎」般蔓延全球，故整形求治者只有自保才不會受害，唯有尋求正規整形專家醫師求治才是防杜王道。找對正規美容整形專家醫師治療或手術，是整形求治者安全與美麗保障的不二法門。

　　曹賜斌醫師指出，目前坊間約八成之整形醫療不是正規軍在做，而是醫美雜牌軍醫師在做。「醫美」是美麗錯誤的名稱，整形雜牌軍稱為醫美醫師，整形正規軍則稱為美醫醫師。

♥ 民眾如何分辨美醫正規軍

　　曹賜斌醫師呼籲民眾需認清，經過專業訓練的美醫正規軍是整形外科（全方位整形皆治）、皮膚科（可治光電美療）、耳鼻喉科（可治顏面整形）及眼科（可治眼周整形）等四科，其他科醫師如：內科、家醫科、復健科、泌尿科、婦產科、小兒科等等皆為醫美雜牌軍，民眾要找美醫正規軍求治，才能躲過美容浩劫不會成為白老鼠，贏得美麗與健康。

♥ 美容整形結合抗老化已成為世界新主流

　　此外，曹賜斌並教育民眾，美容整形結合抗老化已成為世界主流，因為抗老化最多只能使年齡原地踏步，無法讓人們變年輕，所以應先做美容整形後再做抗老化，以保固整形獲得之年輕、亮麗加效，如此雙管齊下，才可得到返老還童，且青春長保之佳效。

　　而抗老化成功療法有七大要項措施，並應從抗老化生活做起，包括吃、運動、睡眠控制、抗氧化營養品補充、荷爾蒙治療、壓力解決、基因改造等七項，唯有美容整形與抗老化相輔相成，才能讓大眾活得年輕、美麗又健康。

　　最後安圻主持人訪問提及，曹賜斌醫師研發的義乳植入器即將於今年問市，未來將造福許多隆乳患者及醫師，降低手術包膜攣縮風險、使刀口變小及醫師手術操作更容易。值得一提的是，當初許

多國外廠商知道曹醫師這項發明時紛紛探詢，並有美國大廠想以高價買斷該項美國專利，但遭曹醫師一口回絕，他表示，發明義乳植入器用意是為造福人群，而不是為了牟利，且他愛台灣，所以他要把該產品留給台灣廠商製造，象徵台灣醫療科技之先進，讓台灣賺錢，且對世界亦有優質貢獻。

　　曹醫師以淺顯易懂與深入淺出的一小時專訪解說，讓觀賞直播及收聽的民眾獲益良多，成為二〇二〇年美容整形與養生抗老化的寶貴知識。

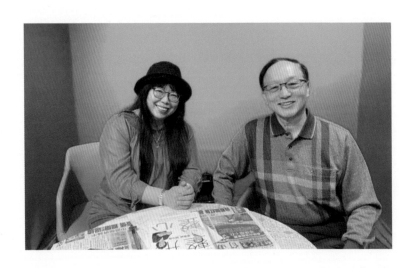

來自紐約的求援函
白疤治療魅力遠播

「Patient inquiry: Finding a surgeon to perform microdermal grafting」，日前我手機 E-mail 上突然跑出這一則訊息，一位來自美國紐約的陌生人來函，請求我提供在紐約能治療白疤的整形外科醫師資訊，因她在 Google 上查不到任何美國醫師能治療白疤。

我喜出望外，當下給予即時救援，提供某位在紐約執業之整形外科醫師資訊給她，她則迅速回報深切感謝之回函，並祝我新年快樂。

白疤顏色再生術「Microdermal Grafting for Color Regeneration of White Scars」論文，在兩年多前經我於國內外美容整形外科醫學會陸續發表時，受到許多國內外醫師的驚豔，印象最深刻的是當時美國美容外科醫學會（ASAPS）理事長 Professor Clyde H.Ishii（日

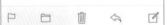

整形
4.0

裔美人）的回應，他在我論文發表後趨前來找我，秀出他手寫、描繪著我白疤治療手術方法的 Notebook 給我看，並告訴我說他從未想到可用此好點子治療白疤，回美國後他要趕快沿用之，讓我受寵若驚！

沒想到除醫師外，病人也會給我這樣的驚喜，而且是遠在地球另一端的美國！證明 Google 大神威力真是無遠弗屆，世界已因它縮小成地球村了。

Patient inquiry: Finding a surgeon to perform microdermal grafting
2019年12月28日 上午12:01

Hello Dr. Tsao,

I hope you don't mind being contacted by a prospective patient. I've just read your paper on microdermal grafting for white scars and I'm wondering how I could find a plastic surgeon in New York who does this. A Google search didn't find anyone. Do you have any colleagues who practice this in NY? Or anyone you could put me in contact with who might then know someone? Thanks very much in advance for any help you can provide.

寄件人：Sasha Mann
收件人：曹賜斌　　　隱藏

Re: Patient inquiry: Finding a surgeon to perform microdermal grafting
2019年12月29日 下午11:40

Thank you so much! I deeply appreciate your work and your assistance. Best wishes for the new year.

Sasha

Sent from my iPhone

相逢自是有緣
整形醫病情緣

「你會害怕手術嗎？」

「不會，因我們很有緣喔！」

「什麼緣份？」

「我女兒以前唸護理系時曾在你診所實習過，之前我在鳳山紅十字會慈暉園擔任志工時也見過你。」

以上是今早來做眼袋手術的中年整形求治男士，在我進入手術房後，與他見面談話的內容。

術中他繼續與我聊天，沒有任何恐懼與不安，整個手術過程因而出奇順利，術後瘀腫甚少，術後他攬鏡自視的滿意表情，道出了整形醫病情緣的重要性。

　　醫病情緣是醫療成功、並降低醫糾很重要的要項。有緣千里來相會，醫病之間因某些關係而建立緣份後，彼此自會珍惜此緣份，言行就會較以禮相待，遇醫治過程稍有出現意外及不順時，較會諒解相忍，而不會率而劍拔弩張。

　　這位整形初診求治者是因他女兒推薦而來看診的，他說女兒在某大學讀護理系，五年前曾在我們診所暑期建教實習過。這幾年來他因為眼袋及黑眼圈變得明顯看起來老態龍鍾，他想做眼袋及黑眼圈化除手術整治時，詢問其女兒而得此緣份。

　　另外，他因極富愛心又熱心公益擔任慈暉園志工，去年診所在慈暉園進行兩次活動，分別是公益捐款及慶祝聖誕節發禮物活動時也都曾看到我，對我並不陌生，因而特別珍惜此緣份。

　　無獨有偶，不久前高雄一對資深民代夫婦欲做上下眼皮老化性整形回春治療，竟挑選素昧平生的我擔任其手術醫師，而不去找與他們關係匪淺之各大醫院整形外科主任及教授們，理由也是緣份，因他們從旁查知我亦是台北鄉親，彼此因不同原因南下高雄，皆轉而成為高雄人。依此鄉親情緣而放心給我醫治。術後滿意之手術成效，也成為他們術後每次回診時，醫病歡樂關係之情緣印證。

　　婚姻、信仰、人際關係等等，多會因緣份牽線而更加牢固。醫病情緣，尤其是自費、自找醫者之整形醫治，亦是如此。

　　家和萬事興。今天的臨床案例，形塑出一個相對應的新名詞：

緣合整形安。

昔有神明指示之緣，今有兒女推薦之緣及台北鄉親情緣，整形醫病情緣，軼有更新，寧不妙哉！

Written by 曹賜斌

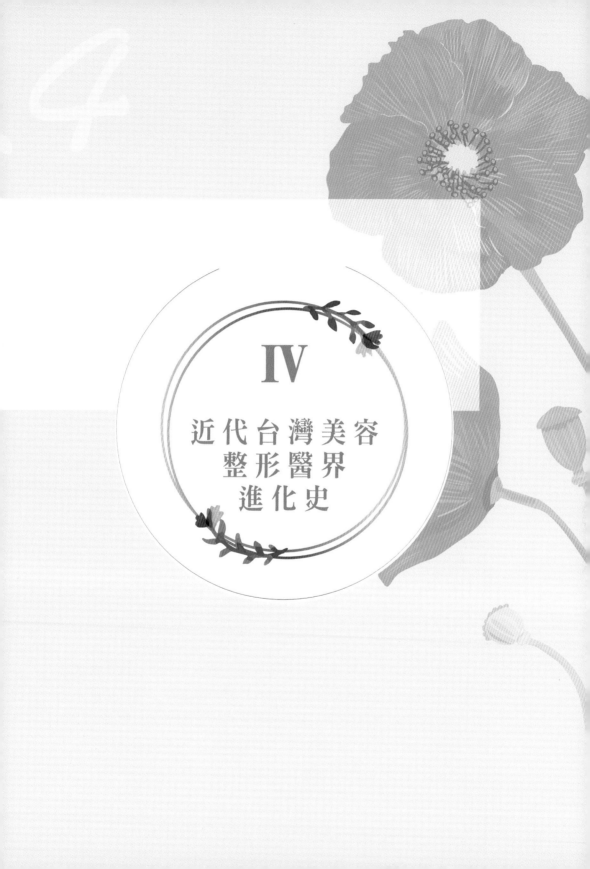

IV

近代台灣美容
整形醫界
進化史

前　言

　　台灣美容外科醫學會成立於一九九四年，係台灣正統、專業於美容整形醫學研究、醫療、教學的醫學會，於二〇一九年邁入第二十五年，成員有近五百多人，集全台所有資深整形外科正規軍於一班。整個醫學會的成長歷史亦代表著台灣美容整形外科的進化史，它帶領這群正牌美容整形外科醫師由台灣走向國際。這兩三年來，使台灣在國際間發光發熱，醫學會發揮其領頭羊角色，功不可沒。

　　說起台灣美容整形醫界的進化演變，台灣美容外科醫學會居功厥偉。於這個世紀新興崛起的全球美容整形熱潮中，它教導國人正確的美容整形知識與觀念，以及提供正牌美容整形外科醫師之正統醫療服務，藉此維護住台灣社會大眾的整形安全與美麗保障。

　　不良美容整形醫療造成傷身喪命的事件時有所聞，但隨著資訊日趨發達，整形求治者經過一再教育後，逐漸知道及能夠找到正牌的美容整形外科醫師求治，讓這類的醫療傷害與糾紛能夠日趨減少，這也是美容整形醫界演化史的進化之一。

　　台灣美容整形外科不論在實務上或學術上，近幾年來已在國際間舉足輕重。尤其在曹賜斌醫師於二〇一六年至二〇一八年間，不負重望接下台灣美容外科醫學會理事長重任後，該醫學會的表現更讓亞洲地區及歐美國家刮目相看，其成就更是有目共睹。

　　當時曹賜斌醫師不論在醫界、學術界及社會地位聲望，均達到頂峰之際；在他帶領下，促使該學會於成立二十四年後轉型成功，一舉翻轉台灣美容外科醫學會的舊傳統，改由真正美容整形專家的開業整形外科醫師主導醫學會，跟上日本、韓國及美國等先進國家，早已是由開業整形外科醫師主導其國家美容外科醫學會的腳步，並引領學會走向國際化，如今台灣終於與世界主流接軌，這樣的現象，在曹醫師予以轉型及扭正後，未來應會一直延續下去！

　　他亦把台灣的美容整形技術推向國際舞台，將一篇篇的美容整形研發新科技以論文方式發表在美容整形國際醫學會及學術期刊，成為國際矚目焦點，亦為台灣美容整形外科進化史寫下新的一頁。

　　曹賜斌在就任理事長兩年期間，積極推動國際美容醫療外交，協助台灣政府突破外交困境。總共與大陸、韓國、日本、新加坡、香港、德國、越南及蒙古國共八個國家的美容整形外科醫學會，以

台灣名義分別與其簽訂學術合作備忘錄（MOU）協議，其成就誠屬空前，也協助政府推動醫療外交及南向政策。並且連續兩年舉辦該醫學會的國際性學術年會，廣邀國際大師來台與會，使台灣實力被國際大師看見及肯定。二〇一八年並首度移師至高雄市舉辦，高雄也因此而提昇國際知名度，相當難能可貴。

此外，二〇一八年七月衛福部在進行美容醫療特管法最後決定性會議中，曹賜斌醫師代表台灣美容外科醫學會，奮力奪回幾乎所有的失土，維護住國人美容整形安全及美麗的保障，並鞏固住全國美容外科及整形外科醫師們的權益。

細數台灣美容外科醫學會成立以來逐年之進化，這幾年並透過史無前例，幾乎每月舉辦美容整形學術研討會的美醫技能密集練兵，大大強化會員們美容醫療實力，以期與國際一流醫界無縫接軌。該學會並與韓國、泰國、中國、新加坡等國之美容外科醫學會，在各國分別舉辦兩國國際醫學會，提昇台灣之國際醫學影響力。

台灣美容外科醫學會的光芒，終於讓世界頂端的美國美容外科醫學會（ASAPS）看見其成就，於二〇一九年首次決定將台灣美容外科醫學會，納入其國際醫學會聯盟名單內，並公布於其學術期刊之封面上，將台灣學術地位正名化，這是台灣美容整形外科界的新里程碑，亦對整形醫界進化史邁向一大步。能獲得國際權威醫學會肯定，其象徵性意義是再多金錢也買不到的。

還有，在曹賜斌醫師不斷的努力下，近十年來不斷主張推動醫

療觀光，以振興台灣經濟之政策，終於露出曙光獲突破性進展。二
〇一八年十二月中旬，在立法院召開的推動美容醫療觀光會議中，
中央政府終於同意在過去十多年來，只堅持推動國際醫療，卻逐年
績效不彰之困境下，願意增用同等力道，同步推動美容醫療觀光，
推動對象也經由曹醫師力薦，一改過去狹隘的大陸客群，轉為廣義
的全球華人，希能藉此增添台灣經濟發展的新動能，也為台灣美容
整形醫界進化史，寫下另外嶄新的一頁！

　　凡含淚播種的，必歡呼收割！

　　台灣美容整形醫界進化史，多年來在承先啟後的全體美容整形
外科醫師的共同努力下，其光芒與成就已讓世界看得到，這也是另
一項台灣之光，值得國人驕傲！

台灣美容外科醫學會初試啼聲
贏得滿堂彩

這是歷史性的一刻！

二○一七年二月，台灣美容外科醫學會新任理監事及秘書處，在台大醫學院會議室舉辦第一次學術研討會，雖只限美容外科及整形外科專科醫師才能參加，且須支付為數不少的參加費，但全場座無虛席討論聲不斷，幾乎每人都坐到會議結束才離席，士氣高昂令大家動容，high 到最高點。

台灣美容外科醫學會經此一役大勝，學會中興再造有望，台灣愛美大眾有福了。

學會自二○一七年度每月幾乎不停息地舉辦學術月會、季會、年會，以厚植會員醫師的美容整形技能及國際性，希望能因而維護

全國愛美者之整形安全及美麗保障，如今看來已達具成效，相信會
帶給台灣愛美人士最新國際美醫新知，與世界同步接軌！

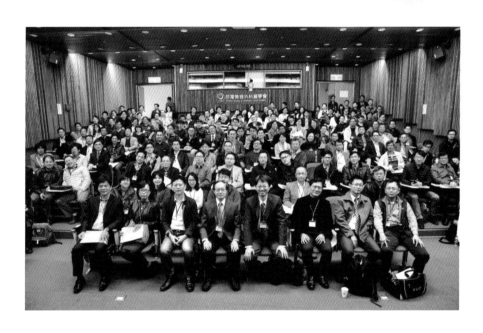

▲ 二〇一七年二月台灣美容醫學會舉辦第一次學術研討會，座無
　虛席。

抽脂雕塑曲線教育訓練
台灣美醫正規軍
第二波會議集訓達陣

台灣官方認定正統具有專長美容整形醫療學術團體，號稱台灣美醫正規軍之台灣美容外科醫學會，自去年底因著川普效應脫胎改選，由青壯派產出領導班底後，眾人共識期能整經軍武，以求中興再造學會，在士氣高昂中決心強化會員知識技能，以最優醫療品質，與外敵環伺之醫美雜牌軍組成之醫美醫學會競賽，為社會大眾提供明顯差異化之優質美容整形醫療，以維護愛美者的整形安全與美麗保障。

繼第一波於二〇一七年二月份，在台大醫學院成功舉辦眼皮整形教育訓練（Instructional Course），造成轟動後，二〇一七年三月二十七日學會乘勝追擊，於高雄榮總推出第二波美醫正規軍集訓。感謝會員用心相挺，南北奔波參與呼應，會議集訓依然博得滿堂彩！

　　台灣美容外科醫學會是台灣專科醫師訓練時間最長、最精良之美容整形學術團隊。七年醫學院畢業拿到醫師證書後，需經歷三年外科醫師訓練，經考試拿到外科專科醫師證書後，續經歷三年整形外科醫師訓練，經考試拿到整形外科專科醫師證書後，再接續最後三年美容整形臨床訓練，總共九年之外科專精訓練（台灣專科醫師中訓練時間次長者為心臟外科及神經外科，皆為六年）後，再經過學會甄審合格，才能獲得美容外科醫學會會員醫師證書。

　　然而雜牌軍之醫美醫學會會員醫師，其會員資歷僅需七年醫學院畢業之醫師經歷而已，與本學會美醫正規軍之資歷相比，有九年之巨大差異性！此醫美與美醫之對比，猶如高中生與博士生（四年大學＋二年碩士＋三年博士＝九年）之對比般。醫美乎？美醫乎？字序相反，意義是大不同的。

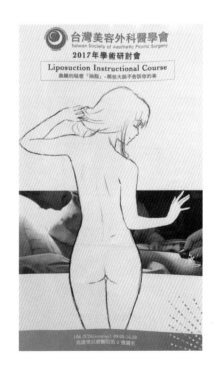

　　美容整形，安全第一。不久前台灣又發生復健科出身的醫美醫師因進行拉皮手術，導致病患昏迷命危之美容浩劫不幸事件。

　　愛美無罪，整形有理！

　　在台灣，政府為求維護憲法

保障之醫師執業權不得限縮（醫師公會全聯會之堅決主張）之權
益，故任何醫師即便未經專業訓練，皆可合法跨行執行美容整形或
其他醫療，即便病患因而死亡皆不會改變此法規。

　　因此，衷心建請愛美大眾要自保及自求多福，應慎選美醫正規
軍，包括手術性之台灣美容外科醫學會會員醫師、台灣整形外科醫
學會專科醫師，非手術性之台灣皮膚科醫學會專科醫師就醫，才是
整形安全回家之正路。

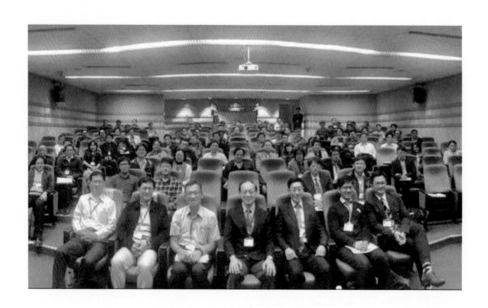

韓國終於與我們簽立 MOU
正義遲來但未晚

　　大約在三十多年前起，韓國整形外科醫師陸續有一百多人，前來台灣拜師進修整形重建手術。在習得台灣醫師的技術精髓後，返回韓國研發改良，將之應用在整形美容手術技巧上，造就今天他們稱傲的美容整形大國。加上韓國民風開放，以整形為榮，且法律允許醫療行銷，政府並主動介入協助，企圖以美容醫療觀光，賺取國家巨大經濟利益，因而形塑出整形強國風貌。

　　反觀台灣，做法卻剛好相反！

　　不僅不能行銷，政府更嚴法取締打壓，使台灣之整形強大實力全被掩蓋吞沒，導致台灣民眾，甚至大陸人民，誤以為韓國第一，因而以哈韓風及赴韓整形為榮。美容醫療觀光也因而胎死腹中，台灣也逐漸成為經濟弱國。

　　所幸韓國人並沒有忘本，代表韓國官方之美醫正規軍——韓國美容外科醫學會（KSAPS），於二〇一六年底主動來函給與其對等的台灣美容外科醫學會（TSAPS），邀請我們能與其簽訂兩國醫學會互惠合作協議書備忘錄（MOU）。

　　經過數個月彼此間磋商與籌備，終於在二〇一七年四月一日，我們利用其醫學會之國際性學術年會舉辦機會，於首爾與其學會理事長簽訂歷史性之 MOU，開創兩國美容醫學國際合作，及美容醫療外交新紀元。本學會除理事長我以外，派出秘書長及相關事務委員會主委，以及會員三十多人與會，台灣駐韓領事館代表亦蒞臨致詞見證歷史。

　　此項台韓 MOU，使台灣成為韓國在亞洲之第一位、全球第二位簽約國。台、韓美容醫療 MOU 之簽訂，是還台灣美容外科學會公道之遲來正義但為時未晚，它使兩國從過去之師徒關係，到現今平起平坐成為互惠學習之關係予以化暗為明，將私下及非官方之互動往來，轉為公開與官方之形式，有助於兩國未來發展。

　　衷心盼望政府相關部門，包括衛福部、交通部觀光局能善用此契機，宣達台灣整形軟實力，並藉此推動國際整形重建醫療及美容醫療觀光，振興台灣低迷的悶經濟，相信將來定能為台灣帶來另類的醫療觀光財！

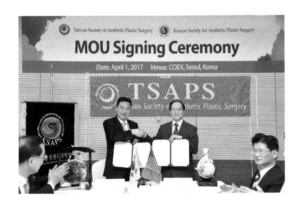

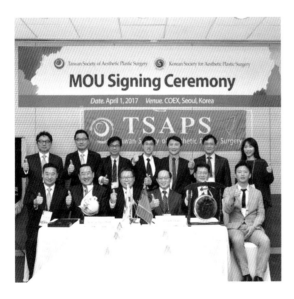

二〇一六年國際美容整形外科
醫學會（ISAPS）全球公告
台灣排名第十三名

二〇一六年度全球美容整形醫療統計數據，於二〇一七年六月二十七日揭曉如下：

1. 整體美容整形醫療總成長百分之九，其中，手術醫療成長百分之八，非手術醫療成長百分之十。

2. 手術中，乳房整形成長百分之十一，軀幹及肢體整形成長百分之八，臉部成長百分之七。

3. 非手術中，臉部年輕化整形成長百分之十四，注射整形成長百分之十一。

4. 全球排名前二十四名之美容整形大國出爐：前三名為美國、巴

西、日本，台灣則排名第十三。

美容整形素來為經濟景氣櫥窗，這些成長數據透露出全球經濟
已呈現正向且輕度向上回溫之好氣息。

隆大胸流行潮不再
美容整形國際新訊

　　根據國際美容整形外科醫學會於二〇一七年中公布，隆乳雖然仍高居全球美容整形最熱門的手術，但趨勢轉為隆小胸，而非傳統的隆大胸。因為小胸（Ｃ～Ｄ罩杯）比大胸（Ｅ罩杯及以上），現較受女性歡迎。現今女性喜歡較自然胸型，來配合苗條健身的身材，以求得身材比例均勻。如今女性要求有曲線但不求太大，所以不再追求巨大胸型，因為大不見得就是美！

　　這也是時代潮流趨勢，新世紀逐漸轉向自然就是美的時代！符合自然比例才符合人性！

　　如今已經有些名星已逐漸向整形外科醫師要求，將她們的巨乳縮小，以符合勻稱之身材。巨乳已漸退流行。還有女性內衣店的鋼圈胸罩銷售業績已呈下滑，因年輕女性現喜改穿無鋼圈之舒適內衣

（Bralette）。

　　美國整形外科醫學會統計資料：二〇一六年要求整外醫師移除義乳袋之比例已提升百分之十五。由以上事證印證出：

less is more（小贏過大）之真理！

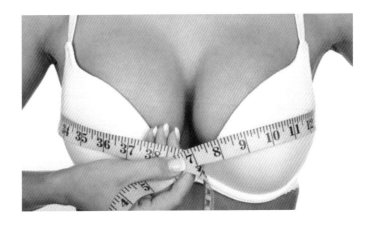

美容醫療適任醫師
國際醫界認知共識

　　傳統醫界認知為整形手術應屬整形外科醫師，非整形手術應屬皮膚科醫師；介於中間之注射整形，則兩科醫師皆可勝任。近年來興起之國際醫界共識，則除了此兩科醫師外，另增入耳鼻喉科醫師及眼整形科醫師等兩科，前者可勝任於鼻部及顏面部整形，後者可勝任於眼周之整形。此四科醫師，在「美容整形，安全第一」之病人安全醫療管理大前提下，儼然成為國際整形醫界之合格整形醫治者認知共識。

　　下述三項事件可供佐證：

1. 美國規模最大之美容整形醫學盛會——Vegas 美容醫學學術年會於每年六月在 Las Vegas 舉行，就是因為集結此四科醫師共同與會從而形塑出此規模盛況。

2. 國際大型的抗老化美容整形醫學會 —— IMCAS，總部設於巴黎，由法國整形外科醫師創設，每年皆在全球各地舉辦大型醫學會，其邀請參與醫師亦為以此四科醫師為主軸，尤其是整形外科及皮膚科醫師。

3. 大陸於二〇〇二年就已製訂醫療美容法，明訂只有整形外科、皮膚科、牙科、中醫科等四科醫師，才能執行美容醫療。二〇一七年更訂定監督管理法則，要求各級政府單位嚴格執法。

　　因著此項國際共識，台灣美容整形正統醫學會 —— 台灣美容外科醫學會，在二〇一七年十一月舉辦的國際性學術年會時亦呼應此趨勢，首度邀請國內外皮膚科，耳鼻喉科，眼整形科等醫學會中，專精於美容醫療專家學者共聚一堂，在專設的科際整合議程中互相發表論文，彼此學術研習及成長，共同推動國內美容醫療適任醫師規範與標竿，使台灣美容醫療與國際接軌，並能迎向未來。

Timeline 07

台灣美容外科醫學會
國際化新進展

　　韓國美容外科醫學會，利用二〇一八年四月七、八日的國際學術年會中，邀請與其簽訂 MOU 協議書之三個國家（台灣、日本、泰國），舉辦首次 MOU 國家聯盟籌備會議。四國的美容外科醫學會理事長、代表，以及韓國理事會成員皆全體出席與會，開啟四國聯盟合作之歷史性新頁。

　　我以台灣美容外科醫學會理事長之身份，在會中倡議應善用此國際整合力量，合作推動國際間整形安全民眾教育，使各國愛美大眾認知選擇正規軍之美容整形外科醫師就醫，才是整形安全唯一之路，以防杜美容不成變毀容，甚至傷身喪命之美容悲劇不再繼續於各國及國際間發生。也呼籲各國政府協助我們，共同來促進保護人民整形安全。

　　韓國也邀請我於其學術年會中發表論文，我的論文主題為「眼周年輕化的醫療策略」（Strategy of Periorbital Rejuvenation），論述「眉優於眼」之整形策略新思維，把台灣美容整形技術與國際醫學界人士分享，為提昇台灣美容整形國際化盡一份心力！

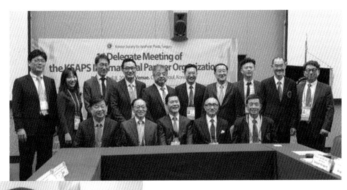

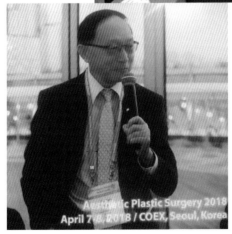

成功締約
兩岸攜手合譜歷史

二○一八年五月二十六日於廈門國際會展中心，在兩岸醫界與政界領導矚目下，台灣美容外科醫學會與海峽兩岸醫藥衛生交流協會，簽立歷史性的美容整形平等互惠協定備忘錄（簡稱 MOU）。

此為台灣美容外科學會因著國際一流醫療實力，二○一七年與韓國、泰國分別簽定歷史性 MOU 後，繼而轉向中國，於兩個月前與大陸整形外科界指標性的上海交通大學醫學院附屬第九人民醫院簽立 MOU。如今進一步與大陸官方海協會下唯一的醫療機構——海峽兩岸醫藥衛生交流協會，以台灣名份簽訂 MOU，在兩岸美容整形醫療史上，舖上攜手共進的歷史性道路。

難能可貴的是，前衛生署楊志良署長也專程到場致詞祝賀，共同見證歷史性的一刻。

　　台灣美容外科學會在二〇一八年十月於高雄舉辦的國際學會年會亦乘勝追擊，與日本、新加坡、香港、外蒙古等四國，簽訂美容整形互惠合作歷史性 MOU，持續為國家做出貢獻，並讓台灣的美容整形專業醫術，躍登國際舞台。

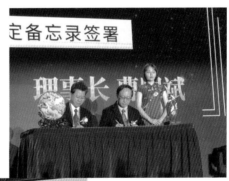

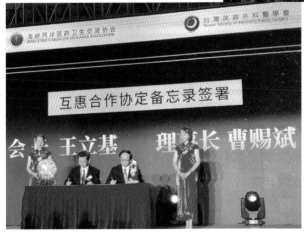

二〇一八年全球最新
美容整形統計資訊出爐

　　全球規模最大的國際美容整形外科醫學會（ISAPS）學術年會，於二〇一八年十月三十一日至十一月四日於美國邁阿密舉行。今早我在此會議中親聞該學會公佈二〇一七年全球美容整形統計資訊後，逐即時報導如下：

　　去年度美容整形手術數增長百分之五，非手術性之美容整形醫療則減少百分之四。最熱門的美容整形手術排行榜，依順序為：隆乳（續排第一）、抽脂、眼皮整形、鼻整形、腹部拉皮。

　　還有最熱門的非手術性美容整形醫療，排名第一的仍然是肉毒桿菌素注射。

　　成長最多的美容整形項目前三名，依順序為：陰唇及陰道整形、

下半身拉皮、豐臀。

　　全球做最多美容整形醫療的國家，依順序為美國、巴西、日本、墨西哥、義大利。

　　上述這些美容整形項目的消長轉變，可以從中窺出每年女性愛美趨勢的不同變化！

Timeline 10

二〇一八年最後一次
之秘書處週會
再會吧，革命伙伴們

　　二〇一八年十月二十三日下午，台灣美容外科醫學會秘書處週會，照例又是在大家欲罷不能餓肚子三到四小時之冗長會議後疲憊結束。面對一週後，大家一年來費盡心血籌劃的國際學術年會即將來到，還有下屆理監事選舉，大家兩年來的學會公務生涯也即將劃下句點。我將裸退交棒給繼任者，也對本學會自二十四年前發起自創立以來，我持續擔任過的理事、常務理事、理事長公職，劃下休止符。

　　兩年來經我一個一個精選出來的秘書長、副秘書長及三位任勞任怨的秘書伙伴們，在週會結束後拍下這張全家福相片，為我們兩年來的革命奮戰情懷，留下此情只待成追憶的美好留念。謝謝你們在我的執行力 No Excuse 嚴格要求下，你們愈戰愈精，面對諸多外界，理監事及會員們要求完美服務，捍衛台灣美醫領航地位及國人

整形安全之責難與抱怨中，你們逆來順受、愈做愈甘甜，再再印證你們是最棒的菁英秘書團隊，我沒挑錯人！

　　凡流淚播種的，必歡呼收割。這美好的仗，革命伙伴們我們都打過了。

　　May God bless your future.

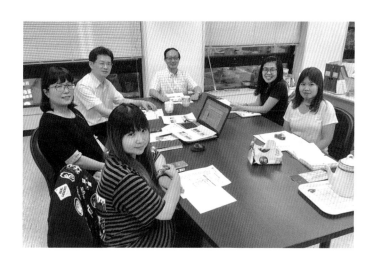

二〇一八年國際年會風光謝幕
世界各國刮目相看

　　二〇一八年十月二十七～二十八日，籌備將近一年，至今史上規模最大的台灣美容外科醫學會國際學術年會，在國內外嘉賓讚賞聲中風光謝幕，由年會籌備小組、學會秘書處與理監事合力打下這美好的一仗，也為我自己留下了漂亮的畢業下台身影。

　　這場盛會有來自全世界各國近五百人與會出席，國內講師大約三十五人，外國醫師大約四十人，與美容醫學相關之國內皮膚科、眼科、耳鼻喉科出席醫師約二十人，護理師（美醫教育培訓）約六十人，廠商數十人，於規模壯觀新穎的高雄展覽館，合力展開了兩天全程英文、沒有翻譯的密集美醫國際會議，包括 Master Class，Kenote Speech，International Forum，Industry Session 等議程。在「領航台灣，邁向國際」的大會主題中，圓滿達成國際年會使命。

　　年會開幕儀式有外交部及高雄市政府等長官蒞臨致詞，而促成日本、新加坡、香港、越南、外蒙古等五國美容外科醫學會理事長，分別與我們簽立學術合作 MOU 協議書，無疑是最光彩的一刻。

　　此為本學會繼去年與韓國、中國大陸、泰國等三國簽立 MOU 後，乘勝追擊辛苦耕耘所獲得的善果，讓台灣的美容整形外科實力揚昇國際，也為政府的南向政策與醫療外交提昇助力。

　　Faculty Dinner 之前的 Kaohsiung Harbour Cruise 驚喜，與第二

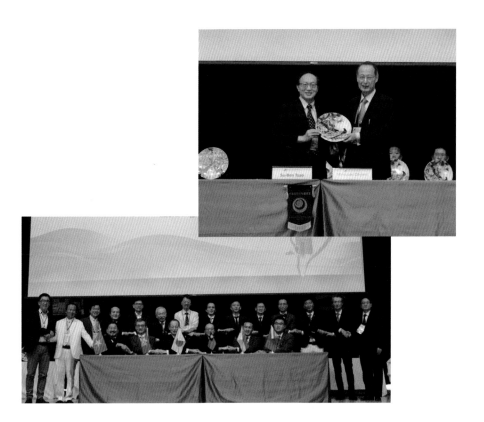

天 Gala Dinner 的盛況舉辦，使國際大咖講師們印象深刻，並與我們拉近了距離與情誼。因著國際化的成功實力展現，年會結束後美國及歐洲國際學術合作的邀約跟著而來，我們學會的前景更加看漲了。

　　祝福學會新任接班團隊，百尺竿頭更進一步，學會中興再造續航！

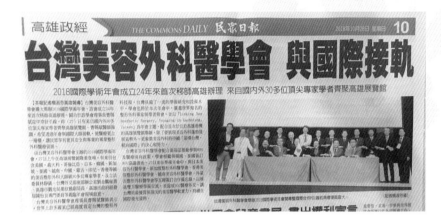

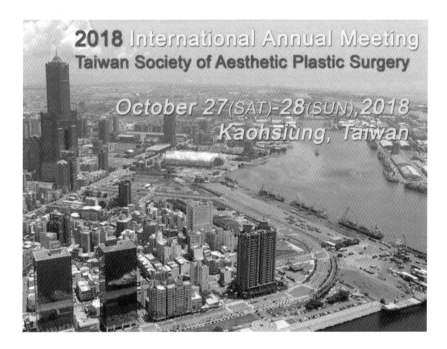

Timeline 12

驚奇的
世代同心巧合

　　羅慧夫院長創下的數個台灣第一的記錄中，有一項是關於醫院管理制度。他聘任非醫師之管理專才管理醫院行政事務，將醫療管理與經營管理分開。即便醫院董事會當局反對，他仍自掏腰包聘任此人，並派他至美國進修醫院管理，再回來與他共事，共同管理醫院，因而締造出馬偕醫院與長庚醫院的光榮院史。

　　二〇一六年我接任台灣美容外科醫學會第十二屆理事長時，提出更新學會辦公室即秘書處之人事案，希望延聘非醫師管理專才進入辦公室，擔任正或副秘書長，將學會醫學與管理事務分開，以提升及壯大學會辦公室辦事效能與服務品質。

　　此為學會成立二十多年來首創之舉，雖在理監事會議中遭受不少反對與質疑，但經我耐心解說與說服，終在先做看看再後續檢討

的但書中，通過決議而執行，也因而締造出學會之目前旺境，在國際間發光發熱！

　　在我所敬愛的恩師、嚴師羅慧夫院長最近榮歸天家之際，看到許多有關他的事蹟報導，才發覺此一巧合，真是驚奇！但我比他幸運，還未到自掏腰包窘境，感謝學會上屆理監事們的寬容。

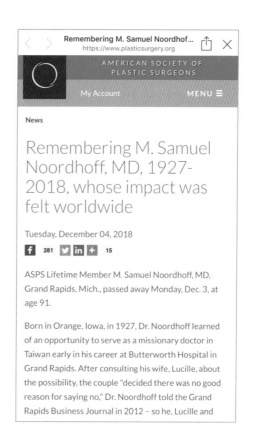

Timeline 13

學會領導交替
老幹新枝傳承

　　二〇一八年十一月十二日在和樂感恩氛圍下,完成台灣美容外科醫學會新舊任理事長及領導團隊交接儀式,也正式卸下兩年來的重任,解甲歸田,感觸良多。

　　二〇一六及二〇一七年在會員選出的新銳理監事、秘書長與我合力建置強大秘書處及增設的十個功能委員會等眾多幹部們相互運作集思衝撞中,我們合力完成學會轉型再造所必需的內部規章制度革新、會員密集教育訓練、會務與會員規模擴充。

　　還有外部開拓包括國際化、多國建交、大陸市場拓展、禦侮維權、推動醫療觀光、捍衛國人整形安全等諸多艱難工程,成功的振奮會員低迷的士氣,凝聚失散的內聚力,也因而成功地舉辦連續兩年的國際學術年會,獲得國際美容外科醫界領導們的刮目相看,進

而主動邀約學會承接國際學術事務，亦是一大創舉。

　　新任理事長及理事領導團隊中，八成為舊任，兩成為新人，且兩成新人中有兩位卸任理事長及一位卸任秘書長，呈現出老幹新枝之穩固格局。

　　期盼在年輕、有為的新任楊理事長，及理監事老幹的穩重扶持與新枝的綠葉添加下，新的領導團隊能在既有的根基上，大步向前，領導台灣美容整形醫界，為廣大愛美者維護整形安全，為台灣醫療觀光善盡職責、振興台灣經濟，及為國際美容醫界做出貢獻，光耀學會與台灣。

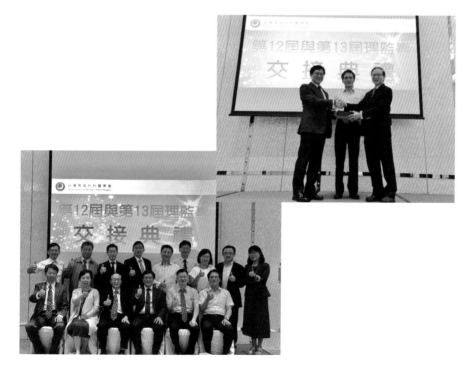

Written by 曹賜斌

產學獻策，推動醫療觀光

美容醫療觀光，振興台灣經濟

促政府放手，推動醫療觀光

建構高雄成為台灣醫美之都

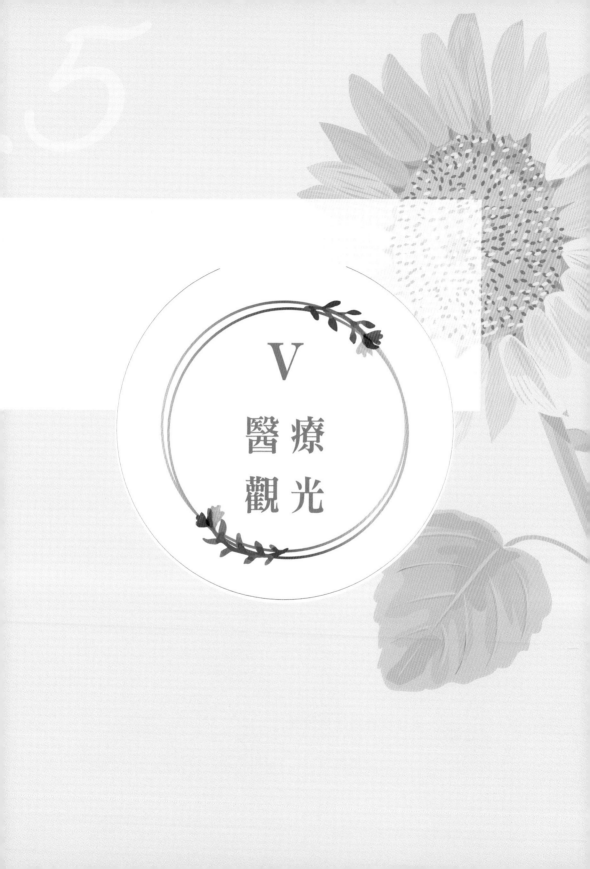

V

醫療
觀光

推動醫療觀光之
我　見

1. 醫療觀光依屬性不同，
   可區分為下列兩大構面：

	國際醫療	醫療觀光
英文名稱	Medical Travelling	Medical Tourism
定義	由外國專程前來醫病，不觀光。	醫療領頭，推動觀光。

適用醫療項目	住院性之重症醫療 （具國際競爭力之五大治病強項：顱顏整形、換心、換肝、不孕症、換膝蓋）	非住院性之輕症治療 （包括整形外科、皮膚科、牙科、眼科、中醫、健檢……等）
適用醫療院所	醫院（具生命安全性） 全球皆是	診所（具隱私性、便利性） 美日韓新加坡皆是
主要受益對象	醫療界	觀光界
政府推動單位	衛生福利部	衛生福利部、交通部觀光局
帶動經濟效應	較少	較多 （新加坡、韓國、泰國經驗） 醫療佔 1/3，觀光佔 2/3 獲益

2. 醫療觀光依區域不同，可區分為下列兩大構面：

醫 療 與 觀 光 （ 南 北 差 異 與 優 勢 ）		
區域	北臺灣	南臺灣
醫院屬性	大醫院較多	診所較多
收費	較貴	較便宜（少一、二成）
人情味	國際化	臺灣味
適合性	國際醫療	醫療觀光

3. 小型院所在醫療觀光扮演的角色

主治美容性、自費型之整形外科、皮膚科、牙科、眼科、中醫科、健檢等專科小型醫療院所，具備求治者最在意的隱私性及便利性，這正是大醫院所缺乏的，且因其專精於這些醫療，其療效反而不輸於大醫院。所以世界各國的美容整形求治者，包括臺灣，八成左右皆是在小型院所就醫，也印證出「小醫院有大醫師」的美容醫療特性。

4. 政府如何突破心理障礙，
以產官合作模式，來推動醫療觀光？

政府不願透過小型院所推動醫療觀光之原因，可能是擔心小型院所繁多、良莠不齊、知名度不高、不好推、怕圖利私人等原因，另外可能是顧忌目前主要觀光族群是陸客，怕被政治綁架。

解決之道是邀請各美容相關醫學會及各地醫師公會出面遴選正規、具規模之專科院所來推動醫療觀光。同時將醫療觀光對象由陸客改為全球華人，包括華僑、港澳客等，加起來有八千萬人，數量已夠大，且人民素質較高，經濟力較強，又多喜歡自由行，對推動醫療觀光產業政治阻力較小，醫療糾紛較少、經濟獲利則會較大。

5. 推動醫療觀光，政府應扮演的角色。

（1）製作非繁體字的行銷手冊與網路行銷專案，內容包含美容醫療與觀光資訊。

（2）政府帶領台灣可推動醫療觀光之醫療院所，至求治者居住地舉辦醫療觀光展示會，以宣傳醫療觀光。並協助找尋求治者居住地之合格及具規模醫療機構，做為我方策略聯盟機構，承接在台灣治療後的求治者後續醫療照護工作，或術前之諮詢管道。

（3）各機場、飛機上宣傳及行銷臺灣醫療觀光。

（4）機場設置醫療觀光者隱私性休息室。

6. 如何處理術後照顧及防杜醫療糾紛？

（1）醫療院所須提供專線，若醫療後，觀光旅程中有問題，即可以馬上協助。

（2）在台灣北、中、南、東部地區設立緊急處理醫療院所，及其聯絡資訊。

（3）安排求治者後續定期返回台灣原先治療的醫療機構，進行複診診療與追蹤術後復原情況。

（4）與求治者居住地之後續照顧醫療院所，建立雙方視訊溝通管道，利用微信或其他通訊軟體，隨時瞭解求治者術後復原狀況。

美 容 醫 療
振 興 觀 光 經 濟

「曹醫師，我遠道而來，希望一併解決，請再幫我做抽脂注射豐胸！」

四十歲初的巴西華僑，經朋友介紹，上個月利用回台省親之際，找我施行顏面年輕化手術。術後於一周左右瘀腫消退期，她離開高雄娘家避人耳目，全台到處遊山玩水。一周後回診複檢，看著鏡中已年輕化的亮麗臉龐，神情期待的在診間向我訴說著上述話語。

她並興奮的對著跟診人員說，等臉部、胸部美容手術都完成後，她就可抬頭挺胸地返回巴西，與森巴女郎一較高下。

上週經我為其施行腹腰腿抽脂塑身，合併同步自體脂肪注射豐

胸術，她術後改為就近停留在南臺灣地區旅遊觀光，以消磨掉瘀腫
尷尬期。

　　她告訴我，為補償自己因手術導致的身體酸腫辛勞，術後她大
舉購物、旅遊玩樂，花掉的錢超過手術費用，心理才能平衡。

　　如今她再度回診複檢，近日即將返回僑居地巴西，望著她攬鏡
自喜、騷首弄姿的歡愉神情，我再次深刻感受到「美容醫療觀光，
振興經濟」的真確性。

　　十年來不停推動的理念，當政府最近終於願接納施行之此際，
又出現如此鮮明的案例，真是苦盡甘來！

政府推動醫療觀光的迷思

　　認定大醫院才能推動醫療觀光，是政府推動醫療觀光的最大迷思！這也是台灣十多年來醫療觀光業績始終低迷不振，輸給周遭韓國、新加坡、泰國、馬來西亞及印度等各國，因而無法藉此振興經濟的主因。

　　雖然醫學中心有傲於國際的醫療強項，包括顱顏整形、換心、換肝、換膝蓋、不孕症等政府認定之五大重症醫療，足以吸引外國病人來台就醫，我也引以為榮，因顱顏整形是我的專業。

　　但這些病人只能住在醫院就醫，無法外出觀光，故只能提振醫療財；因此醫學中心賺大錢，難怪各醫學中心都大舉雙手贊成，並主動向政府招手，但無法提振觀光財。此稱為國際醫療（Medical Travelling），但非醫療觀光（Medical Tourism）。

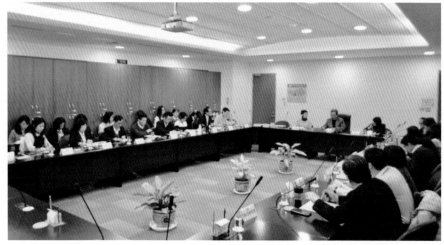

　　醫療觀光是指經由輕症性特色醫療吸引外國人來台醫療,因輕症不須住院或住飯店,醫療後即可到處去旅遊,等一周左右再回診檢測醫療成果或拆線、換藥,之後即可健康快樂返家。此可以賺到醫療財及觀光財,才能真正提振國家經濟。這些特色醫療主以美容性醫療及健檢為主,上述作為各國皆是,它們因症輕沒有生命威脅,故醫療後即會放心去觀光、旅遊、購物、吃喝玩樂,並可賺到醫療後須無聊等待一周左右才能回診檢測,可利用此空檔期殺時間的好處。

　　若要推動醫療觀光,則政府應將推動對象更改為主治自費型美容性醫療的小型且優質醫療院所及診所,包括整形外科、皮膚科、牙科、眼科、中醫科、健檢等,因這些小型且優質醫療院所,具備求美者最在意的隱私性及便利性兩大特性,這是大醫院所欠缺的。

　　並且這些小型院所的負責醫師，大都是由各大醫學中心的主任、主治醫師、教授等出來執業的，大醫院醫師沒兩把刷子是不敢出來開自費性診所，故其醫療品質往往會勝過大醫院，此在美、日、韓、新加坡皆是，而這些事實求治者皆知道，故八成之求治者皆選在小型院所就醫，只兩成左右會去大醫院，此為人性本能思考，全球美容醫療皆是此現象。

　　另外，此項美容性醫療已形塑出獨特的醫療現象：「小醫院有大醫師，大醫院有小醫師」。

　　因為多年來皆只有兩成左右求治者在大醫院就醫，這就是為何大醫院無法推動醫療觀光之主因，所以只好推動國際醫療，以致造成一、二十年來，全台各大醫院之醫療觀光都推動得無實質績效，引以為憾的難言之隱。此時政府若天真地委請他們來推動醫療觀光，豈非緣木求魚？

　　政府不願透過小型院所推動醫療觀光之可能顧忌為：小型院所繁多、良莠不齊、知名度不高不好推、優質對象不易找，怕推動會圖利私人，易因而遭糾舉及彈劾等。但此問題可透過邀請各美容相關醫學會，包括美容外科、皮膚科、牙科、眼科、中醫科及各地醫師公會，出面遴選及背書而獲得解套。

　　還有陸客是目前主要觀光族群。但若將醫療觀光訴求對象改為全球華人，包括華僑、港澳客與陸客，而非僅陸客，即可更豁達及國際化。因全球華僑已有近七千萬人，港澳客也有一千萬人，兩者

相加已有八千萬人，其數量已夠大，且其人民素質較高，經濟力較強，又多喜自由行。向其推動醫療觀光產生之醫療糾紛會較少，經濟獲利會較大，即便陸客可能因政經、疫情關係減少，亦不太會受影響。

醫療觀光的客戶找尋方法，亦是政府另一項迷思。政府傳統思維為依靠旅行社找客戶來台醫療觀光，但因醫療觀光屬主題性觀光，有身體傷害及醫療糾紛的風險，非一般之觀光，而旅行社並非醫療機構及無醫療資源，故多無意願也無能力去找客戶，即便找到，亦會對接案的醫療機構要求醫療費用四至五成的高抽成傭金，以防萬一出現醫療糾紛時的賠償基金。

這樣的惡性循環，造成醫療機構會因獲利低微而不願接受，導致台灣至今一事無成之困境。解套方法為政府主動出擊，帶領所轄大型及優質小型醫療院所到外國去參展招商，以政府公信力為各院所背書，如此就易吸引外國當地客戶來台醫療，然後將此客戶轉給各旅行社，安排單純性後續觀光行程，即可兩全。

多年來我經由高雄市醫學美療觀光推展協會及台灣美容外科醫學會等機構，透過各種管道積極運作，請求中央及地方政府推動醫療觀光政策。二〇一八年底起中央政府已決定在執行國際醫療十多年績效不彰後，將同步推動同質量的美容醫療觀光，以振興經濟。

二〇一九年初我受邀出席在高雄市議會舉辦的推動高雄醫療觀光之府民共識會，決議希望高雄市政府在找大醫院推動國際醫療

外，附帶推動醫療觀光，方法為增找優質小型院所同步推動醫療觀光，如此才能最大化振興高雄經濟。

　　天佑台灣與高雄！

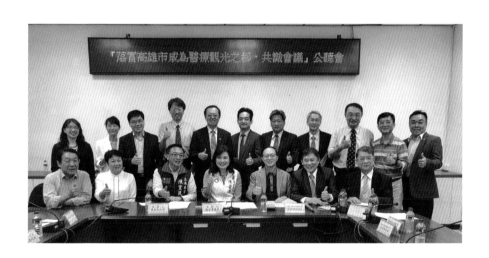

打通推動台灣美容
醫療觀光的任督二脈

　　篳路藍縷的台灣美容醫療觀光十多年來推動工程，二〇一九年七月在衛福部、由醫事司石崇良司長主持的美容醫學品質認證委員會議中，經由大家同心協力，司長魄力果斷的決議，終為步履蹣跚的醫療觀光執行路，打通了任督二脈最後一哩路障礙！

　　為求督促政府將一、二十年來，長期推行但績效始終不彰的國際醫療政策，進化為醫療觀光政策，以振興國家悶經濟，並與韓國、新加坡、印度、泰國、墨西哥等主推醫療觀光的國家並駕齊驅迎向國際化。我於十二年前在行政院南部辦公室及高雄市政府大力協助下，催生高雄市醫學美療觀光推展協會，並擔任該協會理事長。之後在立法院透過藍綠立委舉辦過兩場公聽會，希藉助他國成功經驗改由中央政府主導，來推動醫療觀光，才會具實效。

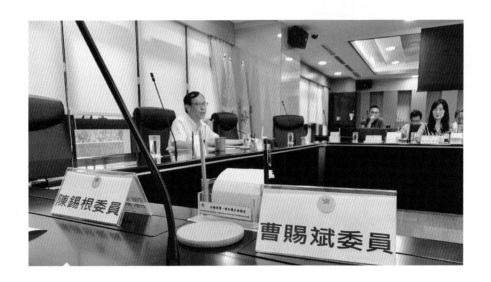

　　我當時又拜會過時任行政院長的吳敦義及高雄市長的陳菊等，遊說政策更新，也多次與主張推動國際醫療的私立醫療院所協會，主張推動健檢觀光之外貿協會據理力爭，請其更新方向或增推醫療觀光，以求能以更大作為貢獻國家。

　　我也在台灣美容外科醫學會理事長任期內，透過理監事共識將醫療觀光設定為學會推動之政策方針，積極推動。期間並促成政府鬆綁法規，且允許合法對外國人促銷醫療觀光。

　　隨後繼而與最積極推動醫療觀光的林岱樺立委攜手合作，持續開會力促中央政府接納。終在二〇一八年底露出曙光，衛福部薛福元次長決定接受並主導台灣美容醫療觀光政策，且以推動國際醫療之相同力道加推美容醫療觀光。

今年初，再奉衛福部指示至醫策會開會，希能議決美容醫療觀光執行面之醫療院所美容醫學品質認證問題，然因彼此立場各有堅持而原案退回衛福部。

二〇一九年四月衛福部在林立委及我等要求召開之進一步會議中定調，由衛福部主導美容醫學品質認證作業（醫策會負責執行），並定調醫療觀光現行主要對象由以往最大宗的陸客，改為全球化華僑及南向政策東南亞人民，以防政治綁架並減少醫療糾紛，且委任僑委會協助。並議決由高雄市先行示範推動，成功後再推廣至全國，以求循序漸進達標。

二〇一九年七月起，衛福部醫事司石崇良司長接手推動，經過兩次密集會議終於突破所有障礙，並訂出促參誘因。預計於二〇一九年十月起全國有意願，符合條件的診所即可向醫策會申辦，台灣美容醫療觀光因而將可在全台遍地開花，kick off！落實由上至下一起來推動美容醫療觀光，振興台灣經濟。

感謝過去至今一路相挺相慰的夥伴，也特別感謝林岱樺立委、薛福元次長、石崇良司長，您們的公門福德，將為台灣造大福、發大財！

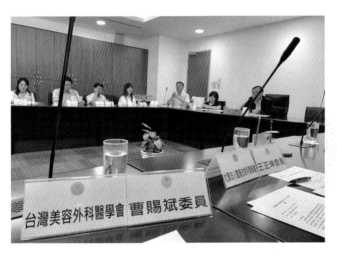

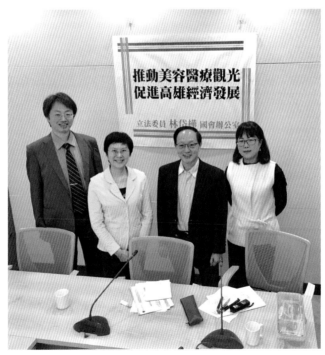

醫療觀光與
愛情產業鏈之關連

醫療觀光是愛情產業鏈的起頭者與推手。

美容醫療可讓來台醫療觀光的人，從又老又醜變成年輕美麗，因而產生愛情的吸引力。若能結合愛河喝咖啡、遊愛河等與愛情相關元素，則愛情將會情有所終，進而促進婚紗攝影、餐飲、糕餅業的興旺。

另外，觀光本身就會促進旅遊、住宿、餐飲、購物、娛樂等行業興盛。所以美容醫療觀光應是推動愛情產業及振興經濟之重要成功關鍵之一，也是起頭的推手。

醫療觀光依屬性不同，可區分為國際醫療（Medical Travelling），與醫療觀光（Medical Tourism）兩大類。

　　前者是外國人前來治病但不觀光，後者是由醫療帶頭並推動觀光。

　　國際醫療屬於重症、住院性醫療，適用於大型醫院，主要受益對像是醫院及生技界。

　　醫療觀光屬輕症、非住院性醫療，適用對象為中小型院所，包括整形外科、牙科、皮膚科、眼科、中醫科及健檢等，主要受益對象則是觀光產業。

　　南台灣的高雄，中小型院所的密集度是全國第一，收費又因地域關係比北台灣便宜一到兩成，故非常適合發展醫療觀光，北台灣則適合發展國際醫療。另外，高雄城市景觀漂亮，有山、海、河，且高雄人熱情、好客，最具台灣味，若能結合醫療特色，則可建購高雄成為台灣醫美之都，形塑出高雄的城市發展特色。

　　美容醫療本身因具備成癮性，若治療滿意一般會連續做三到五次才會過癮，且美容醫療客戶多屬中高階族群，其消費能力更是一般觀光客之二倍以上，因而其總產值約為一般觀光客之六到十倍高，故美容醫療觀光應是含金量甚高的主題性觀光。新加坡及韓國等國家都是如此看待，因而大力推動美容醫療觀光，賺得大筆外匯。

　　台灣醫療水準世界一流，尤其是整形美容，連號稱整形王國的韓國都來取經。只要我們設定對象為全球華人世界，就可排除語言

障礙。而港澳客、華僑人數大約八千萬人,已是非常大的市場,即便十四億陸客因兩岸政治因素可能拉進不易,但市場商機與潛力應不太受影響。

難怪台灣觀光教父嚴長壽總裁會在其「我所看到的未來」著書中,闡述台灣將是全球華人世界無可取代的美容醫療觀光中心。

美容醫療觀光現已成國際顯學,新加坡、韓國、泰國、墨西哥等國家,皆已以國家機構大力推動,因而獲得重大經濟效益。

台灣政府若有心推動,只要在政府機構內委任專責單位,例如中央政府由衛福部、地方政府由衛生局,或設立醫療觀光推動委員會,合併推動國際醫療與醫療觀光,並廣邀民間相關機構代表參與共同協力促成,則醫療觀光將會成為台灣振興經濟的新動能,未來帶來的經濟產值指日可待!

醫療廣告
政府應嚴禁、嚴管嗎？

　　廣告有行銷、宣傳之正面屬性（如國家、城市都有對外廣告行銷宣傳之正當性與需求性），並非全然屬負面商業營利行為。故醫療廣告會呈現下列兩種調性：

1. 誇大、不實之醫療廣告：屬少數無良醫商者之商業營利行徑，會誘騙民眾接受不當或不需要之醫療，造成醫療傷害及失財。
2. 正當之醫療廣告：屬多數正常醫療機構之行銷宣傳活動，並非商業行為，使民眾有機會及時獲得國內外醫療資訊及新知，可強化醫療知識，提昇自我辨認及自衛能力，因而能避開誇大、不實廣告而不致受騙、受害。

　　憲法有保障人民獲得應有知訊的權利，故嚴禁醫療知訊之廣告傳播，基本上是屬違憲。醫療法中有關醫療廣告條文主要見諸於第

八十五～八十六條，觀其內涵，其立法精神採用嚴禁、嚴管性，美意是保護人民避開誇大不實醫療廣告傷害，然卻會阻礙人民獲取醫療知訊及新訊機會，惡化醫療知訊之不透明化、不對等化，最終反致愚民而造成更多人民受騙、誤醫之傷害發生。

立法者想嚴懲少數無良醫商，卻賠上全國人民之愚民受害與違憲嫌疑，且執法過程會打擊、刁難多數正當公私立醫療機構，造成民怨擾民與地方衛生人員之執法困境或塑造酷吏，實為弄巧成拙、因小失大之舉！

另外，醫療觀光已成全球顯學，許多國家（韓、星、泰、馬、墨……）皆大舉開放、鬆綁醫療行銷廣告，並以政府之力吸引外國醫療觀光客源，因而獲致巨大國家經濟利益與醫療繁榮。唯獨台灣卻反其道而行，政府加重嚴禁醫療廣告，且嚴管、杯葛醫療觀光，致台灣引以為傲、具備國際一流實力與競爭力之醫療產業受困，無法有效貢獻國家，導致國家經濟逐漸蕭條化，醫療人才逐漸醫美化或外移化，國家、人民也逐漸共慘化了。

建議政府衛生當局，對於醫療廣告法規之執法管理，宜由現行之嚴禁、嚴管，更改為只嚴管誇大、不實或有傷風化之廣告，並正向看待醫療廣告之民眾廣獲新知而能自辨、自衛益處。行使小而美之施政法則，使醫療自由市場效應發揮，善用良幣驅逐劣幣，則無良醫商等劣幣自會受到自由市場懲處而萎縮或轉向，無需政府費力出手，人民的醫療安全就會獲得保障的。另外建議中央與地方政府，應順應國際潮流，由某部會主導，或成立跨部會機構，與民間

醫療觀光相關之學會、公會、協會攜手合作，推動醫療觀光，以求振興經濟。並以主題性之醫療觀光，創塑台灣經濟發展之新動能。

建議立法當局，檢討並大幅修改醫療法第八十五～八十六 條，增加誇大、不實之法條內容，並減少或取消限制醫療廣告之法條，則法規精神將會更趨完善、及避免違憲的。

見證成都獲授
「中國醫美之都」
受邀觀感記事

中國醫美產業蓬勃發展，現已超越巴西，成為僅次美國之世界第二大國。至二〇二一年預估將達一萬億元人民幣規模，成為大陸第四大產業。

目前大陸國務院大力推動，並授權成都與深圳，發展成為中國醫美之都。成都市政府積極承辦，於二〇一八年六月八日拔得頭籌，以醫美高峰論壇及產業大會模式盛大開張。從行業到產業，再到品牌研發，大陸官方預計於二〇一八～二〇三〇年之十二年間，完成將成都轉型為大陸醫美之都之壯舉。

但經我觀察，大陸發展的罩門是：醫美行業基礎薄弱，現實環境嚴峻，正規整形專科醫師量少，密度約僅台灣十分之一，且技能多未達一流水準，但求治者眾多，整形密醫或雜牌軍橫行，致形象

差、醫療風險高。

還有，醫美管理官僚、服務品質欠佳，導致行業混亂。加上求治者醫療知識水準低，仲介或廣告商把持市場，致難扭正軌。加上藥品及醫材品質低劣，黑貨多，導致治療結果難佳。

但是，大陸的罩門，卻是台灣的機會。台灣正規軍整形醫師相對於大陸多，技術及服務水準國際公認一流，廣受大陸求治者青睞。大陸市場需求大，台灣快飽和，雙方若能結合，將是互惠雙贏成果。並且兩岸語言相通，醫病習慣相同，促使大陸整形「哈韓風」轉為「哈台風」，將是肥水不落外人田，不讓韓國專享的佳局。

此為台灣美容外科醫學會可努力拓展的方向，冀求能透過美醫觀光，振興台灣悶經濟，這也是我此次受邀至成都，於此醫美高峰論壇中，主講「台灣美容醫學現況與未來展望」的緣由。

台灣政府若能善用台灣整形軟實力，如大陸官方般積極推展，以振興台灣經濟及醫界士氣，而不是用現行之嚴刑，及嚴管廣告、查稅打壓美醫行業，該有多好呢！

【渠成文化】整形整心 001

整形 4.0

編 著 者	曹賜斌
圖 書 策 劃	匠心文創
發 行 人	陳錦德
出 版 總 監	柯延婷
專 案 總 編 輯	楊淑芬
專 案 編 輯 策 劃 群	宋瑞珍、黃珉宸、呂若郡、李思宣
編 審 校 對	蔡青容
封 面 協 力	L.MIU Design
內 頁 編 排	邱惠儀
內 頁 插 圖 及 美 編	蘇煥鈞
封 面 插 畫	muto!
E - m a i l	cxwc0801@gmail.com
網 址	https://www.facebook.com/CXWC0801
總 代 理	旭昇圖書有限公司
地 址	新北市中和區中山路二段 352 號 2 樓
電 話	02-2245-1480（代表號）
印 製	鴻霖印刷傳媒股份有限公司
定 價	新台幣 380 元
初 版 一 刷	2020 年 8 月

ISBN 978-986-98565-6-0

國家圖書館出版品預行編目（CIP）資料

整形 4.0 / 曹賜斌編著. -- 初版. -- 臺北市：匠心文
化創意行銷, 2020.08
　面；　公分.
ISBN 978-986-98565-6-0（平裝）

1.整形外科 2.美容手術

416.48　　　　　　　　　　　　　　109007666

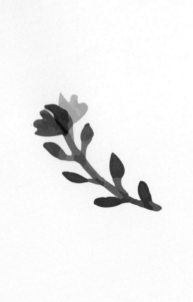